聚焦视界
视光学知识问答

上海市医学会
上海市医学会视光学专科分会 组编

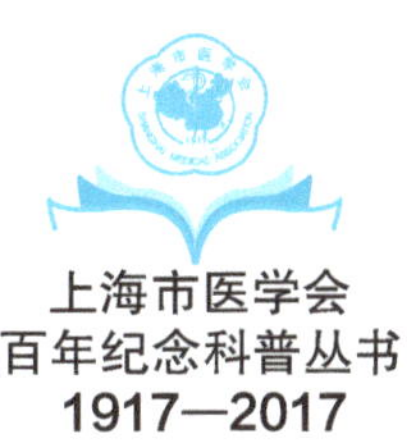

上海市医学会
百年纪念科普丛书
1917—2017

上海科学技术出版社

图书在版编目(CIP)数据

聚焦视界·视光学知识问答 / 上海市医学会,上海市医学会视光学专科分会组编. —上海:上海科学技术出版社,2018.2

(上海市医学会百年纪念科普丛书)

ISBN 978-7-5478-3912-6

Ⅰ.①聚… Ⅱ.①上…②上… Ⅲ.①屈光学—问题解答 Ⅳ.①R778-44

中国版本图书馆 CIP 数据核字(2018)第 027552 号

聚焦视界
视光学知识问答
上海市医学会
上海市医学会视光学专科分会 组编

上海世纪出版(集团)有限公司
上海科学技术出版社 出版、发行
(上海钦州南路 71 号 邮政编码 200235 www.sstp.cn)

字数:150 千 印张 11
2018 年 2 月第 1 版 2018 年 2 月第 1 次印刷
ISBN 978-7-5478-3912-6/R·1564
定价:30.00 元

内容提要

本书分为两部分。第一部分“读经典”收录了上海市医学会视光学专科分会的专家们历年来刊播在各大报刊、网站、电视节目等媒体的科普佳作，向读者普及护眼知识，展示视光学最新的研究进展及近年来的发展成就。

第二部分“问名医”由沪上视光学及眼镜行业的著名专家、技师、学者，对各种屈光不正的眼保健及防治知识、验光配镜的原理、验光配镜技术操作流程和注意事项，以及眼镜商品知识等方面的内容进行较全面的解析。

视觉健康是人体健康的重要部分，希望本书可以帮助广大读者了解视光学的基本知识，正确掌握眼保健方法以及科学配镜方法，呵护双眼，清晰看世界。

本书编委会

主　编： 张　琳

副主编： 周晓东　戴锦晖　沈晓龙　郑　琦

编　委： （按姓氏笔画排序）

于　靖　王华崇　亢晓丽　孔磊君　朱　煌
朱剑锋　刘新泉　吴良成　何　翔　邹海东
沈　勤　陈惠君　周行涛　赵世红　胡东芳
柯碧莲　柳　林　袁佐尧　徐　康　蓝金康
褚仁远　魏　峰　瞿小妹

总序

上海市医学会成立于1917年4月2日，迄今已有100年的悠久历史。成立之初以“中华医学会上海支会”命名，1932年改称“中华医学会上海分会”，1991年正式更名为“上海市医学会”并沿用至今。

百年风雨，世纪沧桑，从成立之初仅13人的医学社团组织，发展至今已拥有288家单位会员、22 000余名个人会员，设有92个专科分会和4个工作委员会，成为社会信誉高、发展能力强、服务水平好、内部管理规范的现代科技社团，荣获上海市社团局“5A级社会组织”、上海市科协“五星级学会”。

穿越百年历史长河，上海市医学会始终凝聚着全市广大医学科技工作者，充分发挥人才荟萃、智力密集、信息畅通、科技创新的优势，在每一个特定的历史时期，在每一次突发的公共卫生事件应急救援中，均很好地体现了学会的引领带动作用。近年来，在“凝聚、开放、服务、创新”精神的指引下，学会不忘初心，与时俱进，取得了骄人的成绩。

2016年，习近平总书记在“全国卫生与健康大会”上发表重要讲话，指出“没有全民健康就没有全面小康”，强调把人民健康放在优先发展的战略地位。中共中央、国务院印发的《“健康中国2030”规划纲要》明确了“共建共享、全民健康”是建设健康中国的战略主题，要求“普及健康生活、加强健康教育、提高全民健康素养”，要推进全民健康生活方式行动，要建立健全健康促进与教育体系，提高健康教育服务能力，普及健康科学知识等。上海市医学会秉承健康科普教育的优良传统，认真践行社会责任，组织动员广大医学专家积极投身医学科普创作与宣传教育。

近年来，学会重点推出了“健康方向盘”系列科普活动、“架起彩虹桥”系列医教帮扶活动和“上海市青年医学科普能力大赛”三项科普品牌。通过科普讲座、咨询义诊、广播影视媒体宣传以及推送科普文章或出版科普读物等多形式、多渠道，把最前沿的医学知识转化成普通百姓健康需求的科普知识，社会反响良好。配合学会百年华诞纪念活动，其间重点推出了百场科普巡讲活动和百位名医科普咨询活动。上海市医学会以其卓有成效的科普宣教工作受到社会各界好评，荣获上海市科委颁发的“上海科普教育创新奖-科普贡献奖(组织)二等奖”、中华医学会“优秀医学科普单位”和“全国青年医学科普能力大赛优秀组织奖”，成为上海市科协“推进公民科学素质”百家示范单位之一。

为纪念上海市医学会成立100周年，同时将《“健康中国2030”规划纲要》精神进一步落到实处，我们集中上海医学界的学术领袖和科普精英编著出版这套科普丛书，为大众提供系统的医学科普知识以及权威的疾病防治指南，为“共建共享、全民健康”的健康中国建设添砖加瓦。在这套丛书里，读者既可以“读经典”——呈现《再造“中国手”》等丰碑之作，重温医学大家叱咤医坛的光辉岁月，也可以“问名医”——每本书约有100名当代名医答疑解惑，解决现实中的医疗健康困扰。既可以通过《全科医生，你家的朋友》佳作，找到你的家庭医生，切实地感受国家医疗体制改革的努力给大众带来的健康保障；也可以领略《从“削足适履”到“量身定制”——医学3D打印技术》《手术治疗糖尿病的疗效如何》等医学前沿信息，感受现代医学科技进步带来的福音。

经典丰满的内容，来源于团结奋进、齐心协力的编写团队。这套丛书涉及上海市医学会所属的50余个专科分会，编委达2 000余名，参与编写者近5 000人，堪称上海市医学会史上规模最大的一次集体科普创作。我相信，每一位参与科普丛书的编写者都将为在这场百年盛典中留下手迹，并将这些健康科普知识传播给社会大众而引以为荣。

在此，我谨代表上海市医学会，向所有积极参与学会科普丛书编著的专科分会编委会及学会工作人员，向关注并携手致力于医学科普事业发展的上海科学技术出版社表示衷心的感谢！

源梦百年、聚力同行，传承不朽、再铸辉煌。愿上海市医学会薪火不熄，祝万千家庭健康幸福！

上海市医学会 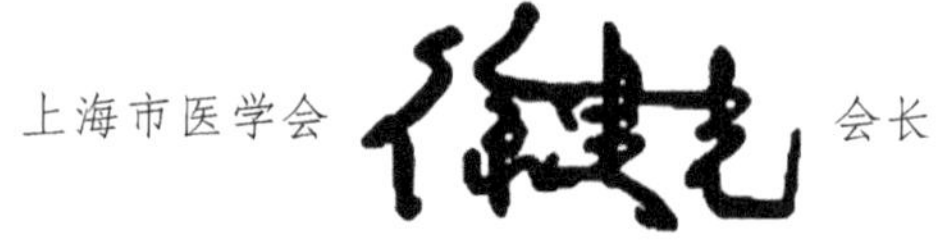 会长

2017年5月

前言

眼睛是人体接收外界信息的重要器官之一，通过它，我们才能看到色彩缤纷的世界，无论在生活、学习，还是在工作中，有一双明亮的眼睛非常重要。在当今信息发达的时代，电视、电脑、平板电脑和手机等电子产品的广泛应用，给眼睛带来了越来越多的问题，比如有些人出现视物不清、视物不适、视物不能持久等一系列视光学问题。

视光学是一门以保护人眼视觉健康为主要内容的学科，是以眼科学和眼视光学为主，结合现代医学、生理学、应用光学、生物医学工程等学科所构成的一门专业性强、涉及面广的交叉学科。

上海市医学会视光学专科分会成立于1995年，从最初单纯由眼镜行业工作者组成，到现在由知名眼科专家、眼镜行业高级验光师、资深视光学教授共同参与，视光学专科分会的队伍不断发展壮大。大家经过不懈的努力，提高了视光学专业技术水平，促进了视光学事业的发展。

本书作为“上海市医学会百年纪念科普丛书”之一，汇集了上海市医学会视光学专科分会的众多委员，包括上海市知名的眼科专家、教授，眼镜行业的高级验光师和从事视光学专业教育工作的教授，就平时大家关心的常见视光学问题、验光配镜的疑问等进行解答，如近视、远视、弱视、斜视，以及日常验光配镜、视力保健等问题，力求通俗易懂、贴近大众。

本书分为“读经典”和“问名医”两大版块，其中“读经典”重点介绍了青少年眼保健、近视防治、儿童弱视诊断治疗、糖尿病致盲成因及防治等，还专题介绍了准分子激光手术治疗近视的相关问题；“问名医”结合专家、教授们多年的医疗教学和验光配镜经验，回答了眼镜验配、屈光手术等诸多热点问题，针对性强。此外，本书还有视光学新知识介绍，如什么是医学验光、配戴OK镜需注意什么、哪些人适合配戴渐进多焦点眼镜等。

本书共有30余位专家、教授共同参与，是集多方智慧和经验的力作。希望本书能给广大读者带来相关知识，解答相关疑问。

书成之际，谨代表上海市医学会视光学专科分会，向积极参与本书编写的专家、教授，以及关心、指导和帮助本书编写出版的同仁表示衷心感谢！

由于我们水平有限，经验不足，加之编写时间紧，可能存在一些不足之处，望前辈和同道不吝指教。本书能对读者有所裨益，是我们最大的愿望。

上海交通大学医学院附属仁济医院眼科主任、主任医师、教授

上海市医学会视光学专科分会主任委员

张　琳

2018年1月

目 录

CHAPTER ONE
读经典 1

CHAPTER TWO
问名医 2

CHAPTER ONE

读经典

一、看见遥远的光芒

我们了解自己眼睛的构造吗?

眼睛的基本安全受到眼睑全天候的保护,白天不知疲倦地瞬目,晚上自然轻盈闭合,让劳累的眼睛得到最充分的滋润和休息。古文中有描述夜间睡觉时亦“怒目圆睁”的汉子,这其实是“睑裂闭合不全”的代表,这样的眼睛很容易受伤。

眼睑保护下的眼睛,虽然不过是个直径 24 毫米左右的“圆球”,却是真正天造地设的完美:眼球是水“做”的,让光线曲折变化犹如梦幻的晶体——玻璃体,其最主要成分是世上最常见的水! 有着一定屈光指数、与血浆化学成分相同的水,充满了前房与后房,眼球的后 4/5 的空腔内是玻璃体,而组成玻璃体的成分中 99%是水!

人类的角膜是最精致的照相镜头,是眼球壁最外层纤维膜的前 1/6 透明层,把每道光的穿透作为使命。这个精妙的镜头呈横椭圆形,横径约 11 毫米,竖径约 10 毫米,中央处的厚度约 550 微米,周边较厚处不过 1 毫米,由于具有一定曲率,将光线曲折的能力达到 43 屈光度。正因为角膜重要的屈光能力,大多数近视手术选择对角膜进行,不论是准分子激光屈光性角膜切削术还是小切口全飞秒激光角膜基质透镜切除术(SMILE),其机制都是改变角膜的屈光力。

为什么自古以来都说“眼睛里容不得一颗沙粒”? 这是因为角膜最表面的是上皮层,其下是前弹力层,前弹力层内密布着神经丛发出的垂直小支,直抵上皮层。这些细密的神经特别敏锐,因此角膜的知觉特别敏感。前弹力层下依次是占角膜总厚度约 90%的基质层、后弹力层及内皮层。内皮层的细胞呈优美的六角形,起“泵”的作用,数量从出生开始随年龄增长而减少。如果由于炎症或外伤等使内皮功能完全失去代偿能力,角膜就会肿胀混浊,最后只能“换”,即需要角膜移植。

每缕光线、每个映像,在通过角膜到达视网膜后,转化成神经可以感知的信号,然后通过视神经传输到大脑。

人类的眼睛靠什么来调节焦距呢? 虹膜后面的后房内悬挂着一枚水晶样的“镜片”——晶状体。正是这枚晶状体,在看近或看远时分别以变凸或变平来调节物像清晰度。晶状体自身屈光力为 1 900 度左右,因此一部分高度近视手术必须以晶状体为目标。比如 1 000 度以上的近视，可以在保留晶状体的前提下，再植入一片人工晶状体，如有晶状体眼后房型人工晶状体（ICL）V4c，可以精确安全地达到清晰视觉。40 岁之后，人类晶状体的调节能力下降，看近的东西渐渐变模糊，这便是“老花”。50 岁之后，有的人晶状体从透明变得不透明，或者因为外伤等原因变得不透明，这叫“白内障”。对于年龄相关性白内障，可用传统白内障超声乳化术（TS）或飞秒激光辅助白内障超声乳化术（FS），并在相同的位置植入一枚人工晶状体，光明便重回到眼前。

（周行涛）

○ 摘编自“好大夫在线”周行涛大夫的个人网站 2009 年 4 月 4 日

— 专家简介 —

周行涛

周行涛，主任医师、教授、博士生导师，复旦大学附属眼耳鼻喉科医院视光学科主任。

中华医学会眼科学分会角膜学组委员，中华医学会激光医学分会委员、眼科学组组长，国家卫生和计划生育委员会激光手术专家委员会委员，“十二五”国家科技支撑计划重点项目课题（激光）专家顾问。

擅长近视矫正手术，视觉科学、屈光发育与异常、遗传性眼病与高度近视遗传的研究工作。

二、近视防治中存在的几大误区

生活中，人们对近视防治的认识常存在以下几个误区。

(1) 散瞳验光对儿童眼睛有害。散瞳验光即使用散瞳眼药水进行调节麻痹性验光，儿童和远视者的调节功能较强，因此 12 岁以下儿童和远视者最好使用散瞳眼药水将调节功能去除，再测出眼睛的实际度数更为准确。调节麻痹性验光如同测量山的高度，必须从海平面算起。散瞳药物对眼睛无害，并且是治疗的一种方法，但应在医护人员指导下使用。在调节放松状态下，测出来的近视才称为近视。

(2) 200 度以下的近视是假性近视。是否为假性近视必须经过散瞳验光程序才能判定；是否需要配镜矫正也必须经过验光师综合检查后才能决定。其中，不散瞳时验出“近视”，而散瞳验光没有近视度数，就是常说的“假性近视”，这类近视有治疗可能，可以通过休息或者药物逆转；而通过散瞳验光结果判定的近视一般就是真性近视，不可逆转，这类近视可通过配戴眼镜与屈光手术矫正。

(3) 裸眼视力低就是近视或弱视。近视、远视和散光等都会导致裸眼视力降低，弱视一定要以验光矫正视力为标准。矫正视力 5 岁儿童低于 0.5、6 岁儿童低于 0.6、8 岁以上儿童低于 0.9 时，才称为弱视。因此，验光一定要准确，许多眼病都会出现裸眼视力较低的现象。

(4) 裸眼视力提高，说明近视已治好。近视治疗效果的判断应该以调节麻痹性验光的结果为准。大脑视觉中枢在裸眼视力调节中起到很大作用，例如通过针灸治疗，85％的患者裸眼视力会有明显提高；停止治疗 6 个月后，又基本恢复原状。

(5) 治疗近视有秘方或特效疗法。近视的成因十分复杂，常是多种因素综合作用导致，且尚有许多其他不明因素，秘方和特效疗法不可信。儿童近视的防治涉及患儿自身、家庭、学校、社会等多方面，只有综合防治、立体防控才有效。验证近视防治产品的可信标准为：①试验研究有对照组；②使用单盲或双盲法；③有散瞳验光结果；④有屈光参数资料；⑤有随访资料。

(6) 配戴渐进多焦点镜片可阻止儿童近视发展。渐进多焦点镜片是在镜片的下方逐渐改变屈光度，使患者在眼球向下的用眼状态下(如阅读时)少用调节力。这种镜片的使用其实对老视(即“老花眼”)更为有利。儿童正在成长阶段，增加和健全调节功能时，戴此镜片对调节的发育不利，成年后易造成眼位偏斜、视疲劳等问题。国内外大量临床研究结果显示，戴此镜片对少数内隐斜的近视儿童可能有疗效，但对大多数近视儿童未见疗效。临床跟踪试验结果显示，配戴减少旁中心远视离焦框架眼镜，可有效控制近视进展。

(7) 儿童不能戴隐形眼镜(角膜接触镜)。尽管隐形眼镜不能作为矫正屈光不正最常规的眼镜，但有些隐形眼镜，如硬性透气性角膜接触镜(RGP)等，在阻止近视发展、矫正高度屈光参差和一些散光病例中，能达到普通镜片无法企及的效果。随着镜片材料、镜片设计、验配技术水平的提高，只要在正规的医疗机构验配，儿童配戴隐形眼镜也是比较安全的。

(褚仁远)

○ 摘编自《中国眼镜科技杂志》2014 年第 13 期

— 专家简介 —

褚仁远

褚仁远，复旦大学附属眼耳鼻喉科医院眼科终身教授、主任医师、博士生导师，上海市眼科临床质量控制中心主任，我国隐形眼镜和屈光手术的开拓者之一。

对各种眼病的诊治有丰富的临床经验，尤其擅长眼遗传病的诊治、屈光不正矫治(近视的防治、医学验光和医学配镜、隐形眼镜验配等)以及后巩膜加固术对病理性近视的防治等。

三、近视疗法大盘点

目前，有关近视防治的方法很多，有些方法疗效比较肯定，但有些方法既没有科学依据也没有临床循证医学证据支持，会对大众有误导。现就目前常见的近视防治方法做一分析。

(1) 配戴框架眼镜。这是矫正近视最常见的方法。戴眼镜虽然可以看清物体，但没有治疗近视的作用。虽然框架眼镜不能治疗近视，但裸眼视力比较差、上课看不清楚黑板或投影的孩子应该戴眼镜，因为不戴眼镜时的模糊影像会促使近视度数加深。

(2) 配戴隐形眼镜。隐形眼镜包括软性角膜接触镜和硬性透气性角膜接触镜(RGP)。软性角膜接触镜没有控制近视进展的作用，且存在角膜感染发炎的危险，除特殊情况，一般不主张青少年配戴。RGP 镜具有光学性能好、视觉效果佳及矫正角膜散光效果好等优点，临床研究发现，它有一定阻止或减缓近视进展的作用。对于进展较快的近视，尤其是对没有其他有效控制方法的高度近视者而言，配戴 RGP 镜是一种较好的选择。

(3) 配戴渐进多焦点镜片。这种镜片一般只对伴有内隐斜的近视患者有一定控制近视进展的作用，且作用比较有限；对于外隐斜患者，不仅不能控制近视进展，还会促使外隐斜加重。目前，渐进多焦点镜片主要应用于中老年人矫正老视。

(4) 配戴角膜塑形镜。角膜塑形镜又叫“OK 镜”，是一种硬性透气性角膜接触镜，通过重塑角膜表面，使中央角膜变平，降低角膜的屈光力来达到矫正近视的作用。多为晚上戴，白天可保持正常的裸眼视力而不需戴近视眼镜。临床研究发现，长期戴 OK 镜有阻止或延缓近视进展的作用，有效率为 50%～60%。

(5) 使用防近视滴眼液。可有效延缓近视进展的滴眼液是阿托品滴眼液，但因存在明显的瞳孔散大、视物模糊和畏光等不良反应，限制了其临床应用。研究表明，0.01%的阿托品滴眼液对控制近视进展有一定效果，且不良反应较小。消旋山莨菪碱滴眼液是一种和阿托品类似的药物，有一定控制近视进展的作用，但实际疗效仍有待临床研究验证。

(6) 针灸、穴位按摩、功法、耳穴贴压等中医疗法。中医理论认为，这些疗法能调节眼部经络气血、改善眼部血液循环、缓解睫状肌痉挛，达到提高视力的作用。许多"眼保仪""理疗仪"的设计也是基于中医相应理论,有待更严格的临床研究来验证。

(7) 正确使用照明。近视的发生、发展与照明不当有明显关系,应重视良好照明。市场上常见的护眼灯和普通的节能灯工作模式完全一致,只是单纯的高频闪,而没有消除频闪现象。生产厂家宣称的"护眼灯无频闪,可保护眼睛、防止近视"的说法,严格来讲是没有科学依据的。正确使用台灯才是减缓视疲劳、防止近视的关键:光源要位于左前方,光线不要直射眼睛;室内照明可用日光灯,桌面照明可用白炽灯或 LED 灯;要避免桌面有明显反光;照明的亮度要适中。

(8) 进行近视激光矫正手术。这种方法适合 18 周岁以上的成年人,是目前矫治近视疗效最为肯定的方法。由于未成年人的眼球发育还不成熟,近视不稳定,若非特殊情况,不适合进行激光手术矫正近视。飞秒激光技术的应用明显提高了近视激光矫正手术的安全性和可预测性,SMILE 术更加微创和安全。

(9) 服用营养保健品等。目前没有严格的科学研究证实,食用蓝莓等食物及服用一些号称有防治近视作用的保健品对提高视力及防治近视有帮助。此外,读写姿势端正对预防近视很重要,市面上销售的防近视座椅有一定保持坐姿的作用,但主要还是靠自觉性。

如果已经患了近视,要避免近视度数进一步加深;若还未出现近视,则要注意预防。用眼卫生很重要,要避免用眼过度,少看电视、电脑,改变不良用眼习惯。另外,增加户外活动时间对预防近视也很重要,每天户外活动 2～3 小时可有效缓解长时间近距离用眼对眼睛造成的不良影响,可减缓近视进展。

(戴锦晖)

○ 摘编自《大众医学》2012 年第 2 期

— 专家简介 —

戴锦晖

戴锦晖,复旦大学附属眼耳鼻喉科医院眼科主任医师、博士生导师,复旦大学上海医学院眼科及视觉科学系副主任。上海市医学会视光学专科分会副主任委员,中华医学会眼科学分会视光学组委员,上海市医学会眼科专科分会视光和屈光学组副组长,中国残疾人康复协会视障辅助技术学组副组长。

擅长近视、远视、斜视、弱视的诊治和低视力的康复治疗,对近视激光手术矫治有丰富的临床经验。

四、视力下降，可能是维生素缺乏在作怪

视物模糊、眼前黑影、眼睛干涩、夜晚更看不清，这是患了什么眼病？在众多眼科疾病中，有一组多发、常见，且易被误诊的眼病，即维生素缺乏所致的眼病。这类眼病可使患者视力显著下降，严重影响生活质量。

维生素缺乏不仅会引起全身性疾病，也易导致多种眼病。

(1) 缺乏维生素 A 可引起夜盲症、干眼症及角膜软化症。表现为在较暗光线下视物不清、眼睛干涩、易疲劳，甚至视力下降等。

(2) 缺乏维生素 B_1 易发生干眼症、浅层角膜炎、眼肌麻痹、瞳孔散大、调节减弱、视神经炎或球后视神经炎等。表现为眼睛干涩、视力下降、对光反射迟钝、眼球转动时有牵拉痛、眼眶深部有痛感等。

(3) 缺乏维生素 B_2 常会引起脂溢性睑缘炎、结膜炎、酒渣鼻性角膜炎、白内障及球后视神经炎等。表现为畏光、流泪、结膜充血、视力下降等。

(4) 缺乏维生素 C 会导致眼睑、结膜、前房、玻璃体、视网膜和眼眶等部位出血。眼眶骨膜下出血可引起眼球突出及眼外肌麻痹，还易发生白内障。

(5) 缺乏维生素 D 常见于 3 岁以下婴幼儿，可引起眼眶狭窄、眼球突出、眼睑痉挛、屈光不正和低钙性白内障。但若摄入过量，可出现角膜带状混浊等。

(6) 缺乏维生素 E 主要影响视网膜色素上皮功能，可导致视力减退。

(7) 缺乏维生素 K 可引起视网膜出血。若颅内出血，可导致颅内高压，致视盘水肿及皮质盲等，继发视神经萎缩，可致盲。

为了预防和治疗维生素缺乏导致的眼病，要注意从食物中摄取多种维生素。维生素 A 在动物肝脏中含量丰富，胡萝卜等植物性食物中含有胡萝卜素，胡萝卜素在体内可转变为维生素 A。B 族维生素存在于动物肝脏、蔬菜、豆类、奶油、蛋类、糙米和粗面粉中，在一些野菜中也含量丰富。维生素 C 主要存在于新鲜蔬菜和水果中。在食用植物油中，有少量维生素 D 和维生素 E；维生素 E 在种子的胚层中含量丰富；在海鱼的肝脏中，维生素 D 和维生素 E 含量较高。

日常生活中要注意不偏食、饮食多样化，尽量选择维生素损失少的烹调方

法;经常晒太阳,防止维生素D缺乏。如果发生由于维生素缺乏导致的眼病,应及时就医,对症治疗。

(赵世红)

○ 摘编自“好大夫在线”赵世红大夫的个人网站2017年4月28日

— 专家简介 —

赵世红

赵世红,海军军医大学附属长海医院眼科主任医师、教授、博士生导师。

全军医学科学技术委员会眼科专业委员会常务委员,中国医师协会眼科医师分会防治视力损伤学组委员,中华医学会眼科学分会防盲学组委员,上海市医学会眼科专科分会委员,上海市医学会视光学专科分会委员,上海市医师协会眼科医师分会委员。

五、“节能灯伤眼”言过其实

走入灯具市场，大到屋顶吊灯，小到桌面台灯，各色灯具让人目不暇接，其中半数以上是以省电、耐用著称的节能灯。节能灯管中含氩及汞，加热后会释放紫外线，灯胆壁上的荧光粉吸收紫外线的能量后便会发光。国内外均有报道认为，人眼若长期暴露在这种强光下，犹如长期暴露在阳光下，会增加视网膜受损风险，导致老年性黄斑变性、白内障等眼病；并且认为以钨丝为灯胆的白炽灯不存在这样的问题，呼吁用传统的白炽灯。事实的确如此吗？

实际上，白炽灯和节能灯各有利弊。传统白炽灯是通过热辐射发光，产热多、能耗大，使用寿命为1 000小时左右，光线柔和，光谱连续，主色调偏黄红色，更接近日光，对视觉有益，通电后即时发亮；节能灯是通过紫外线激发荧光粉发光，产热少、能耗小，相同能耗下的发光亮度是白炽灯的4～5倍，使用寿命为3 000～8 000小时，但光线刺眼，色调偏蓝，与自然光稍有差异，通电数分钟后才能达到设计亮度。

节能灯虽然在某些方面存在缺点，但说它会导致疾病却是言过其实。首先需要明确的是，紫外线并非一无是处，反而有灭菌作用。只有小部分能量较高的紫外线光谱才能造成电离辐射，其余大部分被归类为非电离辐射。发光强度较低的节能灯产生的紫外线非常少，不会对人体造成伤害。

有人认为，节能灯是通过频闪发光的，这与白炽灯的连续光相比，对视觉更为不利。其实我们的视细胞具有记忆功能，当外界景物突然消失后，视神经对它的影像记忆还会延续0.1秒左右，而节能灯的频闪时间小于0.1秒，因此对人的视觉不会有太大影响。需要明确的是，我国灯具行业对灯具出厂有科学而严格的检测标准，只要是正规厂家生产，并经过正规渠道检测的灯具，就不会有紫外线过量和频闪不稳定的情况，消费者不必过于担心。

与使用什么灯相比，正确的用眼习惯更重要。90%的人习惯用右手写字，因此台灯应摆放在身体的左前方，可避免影响视线。灯光照射桌面的亮度应以100～300勒为宜，对眼睛的刺激最小。看书、用电脑、玩手机等都属于近距离用眼，要每隔45分钟休息双眼，并远眺3分钟。

（褚仁远）

○ 摘编自《家庭医药》2016年第6期

六、视力保护要从学龄前儿童抓起

拥有好的视力，对儿童日后的身心发展极为有利，对学龄前儿童的视力保护要尽量做到以下几点。

(1) 建立屈光发育档案。从3岁开始，每半年带孩子去医院眼科进行散瞳验光和眼部检查。这样不仅可以了解儿童的屈光状态，还能同时查出可能存在的其他眼病，以便获得及时的治疗。在检查屈光状态时，还能获得裸眼视力、矫正视力、眼轴长度、角膜弯度、眼压等一系列相关资料，有条件时，还可把身高、体重一并记入。资料分为两份，一份医院存档，一份家属保管。对照分析连续的资料，能更好地预防儿童屈光不正。有些正规的眼镜店也会聘请眼科医生，只要其具备相应的医疗资质，家长也可带孩子去那里进行散瞳验光。这些完整的资料就是屈光发育档案。

(2) 不宜过早做视力开发工作。许多家长望子成龙、盼女成凤心切，常会被一些广告宣传误导，从孩子出生后就逗他多看色彩缤纷的东西，认为这样可以促进视觉发育，并误以为从小视力好，将来就不会患近视。这种做法是不可取的。只有在散瞳验光后发现孩子有较高度的远视时，才有必要进行视觉训练。

(3) 在宝宝3岁前要留意其视物姿势。若发现宝宝看东西时有歪头，或是伸头、眯眼，则说明裸眼视力可能不好，应尽快去医院眼科检查，争取早诊断、早治疗。若发现宝宝眼部有异常情况，如斜视、眼球震颤或黑眼珠上有白色反光等时，更应及时去眼科就诊。大量研究证明，3岁前为眼轴快速发育期，很多影响视觉发育的疾病在这个阶段治疗比在3岁后的眼轴慢速发育期治疗效果更好。

(4) 避免不良用眼习惯。在日常生活中，戴验光不准确的眼镜及握笔姿势、写字姿势不正确，都会导致近视。正确的握笔姿势是：示(食)指放在笔杆上方，拇指和示指分离，露出笔杆和笔尖，以保证眼睛在距书本30～35厘米处可以看清书本内容。如果拇指和示指接触甚至交叉，就挡住了笔杆和笔尖，写字时只好把头斜向书本一侧，使物像焦点后移，造成近视。改正不良用眼习惯，对预防近视及阻止近视发展很有帮助。

(5) 识别与抵制不科学的近视防治方法。最新研究发现，只有5%的近视是由调节太强引起，95%的近视都存在调节不足的问题，也就是调节迟钝和不灵活。综观现今的近视防治器械和药物，其疗效均尚有待研究证实。很多近视保健及治疗产品所宣传的治疗机制都是放松调节，从理论上说，这些产品可能仅对5％的高调节近视人群有效，而其余95％的近视人群使用后会使得调节力更加不足，破坏了正常的调节与辐辏平衡，非但不能阻止近视的发生、发展，反而可能造成损害。因此，应慎重选择近视防治方法。此外，渐进多焦点镜片目前主要用于老视人群中，而非近视人群。

(6) 正确选择近视防治药物。乙酰胆碱受体阻滞剂能阻止眼轴过度增长，从而阻止近视加深，这类药物正在深入研究过程中。消旋山莨菪碱滴眼液属于特异性较低的低效乙酰胆碱受体阻滞剂，尚需抓紧研发更高效的乙酰胆碱受体阻滞剂。

(7) 合理饮食，增强体质，加强户外体育活动。已有研究证实，增强体质对阻止近视患病率的上升非常有效。儿童饮食应荤素搭配，不挑食、不忌口。胡萝卜中的胡萝卜素是眼球发育所需的营养物质，它是脂溶性的，和脂肪类食物共同食用更有利于吸收。此外，肉皮、猪蹄、牛筋、海参等食物富含胶原蛋白和羟脯氨酸，能强化眼球壁组织，适当增加这些食物的摄入量有利于保护视力。

（褚仁远　周　浩）

○ 摘编自《健康向导》2015 年第 2 期

七、还孩子双眼一个“悠长假期”

如今，青少年近视的发生率越来越高。近视除受遗传因素影响外，环境因素也很重要。我国的家长对早教有一种异乎寻常的“重视”，“不能输在起跑线上”的想法使得孩子很小就开始学习，导致用眼过度，容易形成近视；与此同时，家长对孩子用眼卫生的“不重视”，使孩子养成不良的用眼习惯，看书、写字距离书本太近，或者姿势不正确，或者光线较差，加上电子产品的大量普及，导致近视进展增快。此外，一些家长对孩子保护过度，平时总让孩子待在家里；放假时，由于家长要上班，让长辈带孩子出门又不放心，更是 24 小时把孩子“锁”在家中，给孩子看电视、玩游戏。孩子缺少户外运动，眼睛得不到放松和休息，接受不到自然光线的刺激，患近视的可能性会增大。

许多家长对青少年近视的防控存在认识误区，比如没有了解到平板电脑等电子产品对孩子视力的危害性。虽然不能说使用平板电脑一定会导致近视，但在使用平板电脑等电子产品时，瞳孔会收缩，以适应光源的变化，由于电子屏幕不断闪烁，会刺激使用者的眼睛对不断变化的文字和图案作出调节反应，导致调节过度紧张和紊乱，这些都容易导致视疲劳，甚至诱发近视。建议广大家长让孩子在假期远离这些电子产品，把目光从屏幕上转移开。家长应计划安排，尽可能多带孩子外出活动。天冷时，可以选择一些室内场馆，进行室内运动，或参观博物馆等；天气暖和时，可以带孩子到户外放松身心，去公园、郊外呼吸新鲜空气的同时，也能让眼睛有一个充分放松的机会，多看远处、多看绿色，让“心灵之窗”更加明亮。此外，趁着假期，家长还可以训练孩子养成良好的用眼习惯，如不在光线不佳的地方看书，不躺着、趴着看书，看书或使用电子产品 40～50 分钟后要适当休息 10～15 分钟，每天保证一定的户外活动时间，定期复查视力，注意用眼卫生。如果孩子已经患有近视，家长也应利用假期及时带孩子就诊，尽早控制近视进展。

疑为近视的孩子，应该首先到医院进行专业的检查，若验光确诊为真性近视，应及时进行矫正。目前，矫正近视的方法主要为配戴眼镜；此外，近年来角膜塑形镜的应用也十分广泛。角膜塑形镜，也就是俗称的“OK 镜”，它与框架眼镜相比，在延缓近视方面有优势，但不是所有孩子在任何地方都能戴的，如果应用不当，有害而无利。

目前，对于这种延缓近视的新方法，人们存在不少误解。有人认为，角膜塑形镜是隐形眼镜，小孩子不能带；有人认为，戴了角膜塑形镜后，只要近视改善了，就不用再戴了。这些认知都不对。角膜塑形镜是一种用特殊材料制成的隐形眼镜，戴上后可以使角膜的形态发生暂时性、可逆性的改变，从而降低近视的度数，提高裸眼视力。大量临床研究发现，在近视进展期，角膜塑形镜与框架眼镜相比，对近视的延缓有更好的作用，比较适合 8～16 岁的青少年。晚上睡觉时戴，白天裸眼就能恢复正常视力。但正因为它是“戴”到眼睛里的眼镜，可能会对结膜、角膜有影响；同时，正如我们戴隐形眼镜一样，镜片的质量、卫生也很重要。因此，采用配戴角膜塑形镜的方式治疗近视的孩子，必须到正规医院接受检查，只有符合一定的屈光度指征，才能在医生指导下，进行正确的验配；之后，还需要长时间的定期随访和效果监控，一旦发现眼部问题，应由医生及时采取措施。

（瞿小妹）

○ 摘编自《上海大众卫生报》2016 年 1 月 26 日

— 专家简介 —

瞿小妹

瞿小妹，复旦大学附属眼耳鼻喉科医院视光学科主任医师、教授。

国家卫生和计划生育委员会近视眼重点实验室副主任，中国女医师协会视光学专业委员会副主任委员，上海市医学会理事，上海市医学会视光学专科分会前任主任委员，《中华实验眼科杂志》《中华眼视光学与视觉科学杂志》编委。

八、孩子有这些问题时，应警惕斜视

斜视是指两眼不能同时注视同一目标，一眼注视目标时，另一眼偏离视轴的现象。如果斜视度数较大，比较容易被发现；如果斜视度数很小，则不易被察觉。斜视对孩子的外貌有一定的影响，如果不及时治疗，还会影响立体视觉等功能，对患儿以后的学习和就业也会造成一定的影响。

家长若发现孩子到室外后非常畏光，喜欢眯起一只眼，或者眼睛有走神感，或者在吃饭和看近物时突然有一眼过于内收，或头歪向一侧，或有时会说“看见两个妈妈”等，都提示孩子有存在斜视的可能。

在家里，家长可以为孩子做些简单的检查，能够更快捷地发现孩子是否斜视。第一个方法是用手电筒给孩子做眼球正位的照射。当手电筒照在孩子两只眼睛的正前方时，在孩子的角膜上有一种表现，即两个光点是在眼球的正中间，看到这种情况，家长就可以确定孩子没有斜视。如果发现光点不在孩子眼球的正中、孩子的两个黑眼球不对称、一眼总是歪向一边，则说明孩子可能有斜视，应尽早带孩子去医院检查。

另一种方法是在孩子头歪向一侧的时候，家长用一块纱布把孩子的一只眼遮住，如果此时孩子的头位正了，或者歪头的程度明显减轻了，那么可以肯定孩子的歪头与眼睛有关，可能有斜视存在，需要到医院做进一步检查。

一旦发现孩子出现疑似斜视的视物问题时，首先要到医院做检查，确认是否存在斜视；同时排除是否由眼部疾病(如先天性白内障、视网膜发育不良等)造成斜视，若有眼病，则必须首先治疗眼病。

治疗斜视有两种方法：①屈光矫正。斜视的孩子有可能伴随屈光异常，因此屈光矫正和治疗弱视是最首要的；调节性内斜视患儿只要戴上适当的远视眼镜或双光镜就可以矫正，不需要手术。②手术治疗。以手术的方法调整眼外肌的强度与附着点的位置，使眼位趋于正常。先天性内斜视，非调节性内斜、外斜，麻痹性斜视等通常需要用手术治疗的方法矫正。

(瞿小妹)

○ 摘编自《康复》2016 年第 6 期

九、低视力康复——视力残疾患者的福音

视力残疾是指经过手术、药物等治疗和屈光矫正后，仍有视功能的损害，双眼中好眼最佳矫正视力低于 0.3，或虽然视力比较好，但视野明显缩小、视野半径小于 10 度，包括低视力和盲。视力残疾患者不仅无法正常工作、学习，而且重度视力残疾患者往往生活不能自理，给家庭和社会造成极大的负担。如何改善视力残疾患者的生活质量，使其能正常生活、工作，使视力残疾患儿能正常上课、学习，需要借助低视力康复的帮助。

导致视力残疾的眼病，在发展中国家以白内障最为常见，在发达国家以老年性黄斑变性和糖尿病视网膜病变最为常见，在儿童中以遗传性眼病最为常见。我国是世界上近视人数最多的国家，高度近视容易出现黄斑变性、出血和视网膜脱离等并发症，是导致视力残疾的常见眼病。

白内障患者可以通过手术治疗重见光明，但对于那些由于其他疾病等不能接受手术治疗的白内障患者，或者现有的医疗手段已无法使其视力得到进一步恢复的其他眼病患者，低视力康复将是唯一可能提高他们生活质量的方法。低视力康复是指向低视力患者提供合适的助视器，并通过适当的训练，使其能熟练掌握助视器的使用，能最大限度地利用其残存的有用视力，看到原来看不到或看不清的东西，提高其独立生活的能力和生活质量。

目前，提供给低视力患者使用的助视器主要包括以下三类：①光学助视器，有手持放大镜、立式放大镜、眼镜式放大镜和远用、近用望远镜等。②电子助视器，是一种高科技电子设备，可将需阅读的文件、图片和需观察的物体等通过摄像镜头，将影像传送到显示器上供使用者看。可以根据使用者视力受损程度和需要来调整影像的大小、对比度、明暗度和色彩等，达到最佳使用效果。便携式电子助视器可随身携带，使用方便。青光眼、视网膜色素变性等患者在眼病后期多有严重的视野缺损、视力下降和对比敏感度降低，电子助视器成了这类患者的福音。③非光学辅助设备，如放大的印刷品、高对比度材料、防眩光眼镜、有声读物等；此外还有导盲犬。

视力残疾对儿童的影响不仅是视力障碍，还有认知的发展。验配合适的助

视器对儿童的学习和生活非常重要，成功的低视力康复能很大程度弥补低视力儿童视力缺陷，减少视力障碍对学习、生活的影响。研究还发现，视觉发育早期，视皮质具有高度可塑性，神经生物学理论也支持早期干预可以改善视觉功能。对视力残疾患儿进行早期视觉康复治疗还可促进视功能的改善，其康复治疗较成年人更为迫切和重要。对于重度视力残疾患儿，许多医生认为已不可治疗，但仍有可能通过低视力助视器的帮助和训练，提高视力，使生活质量得到明显改善。

特别提醒

低视力康复通过提供助视器等来帮助视力残疾患者改善生活质量，提高其独立生活的能力，但助视器本身并不能治疗眼病。

（戴锦晖）

○ 摘编自《新民晚报》2013 年 8 月

十、弱视的常见类型

视觉发育期由于单眼斜视、未矫正的屈光参差和高度屈光不正及形觉剥夺引起的单眼或双眼最佳矫正视力低于相应年龄视力，或双眼视力相差 2 行及以上称为弱视。不同年龄儿童视力下限的参考值是：3～5 岁为 0.5；6 岁及以上为 0.7。举例来说，如果一个 5 岁孩子经过医院散瞳验光后，戴镜视力达不到 0.5，而经检查后发现没有器质性眼病，就高度怀疑弱视了。弱视的分类有：①屈光不正性弱视，也就是孩子存在高度近视、远视和散光，而从来没有戴镜矫正；②屈光参差性弱视，即两眼度数相差 250～300 度，度数高的眼睛可能有弱视的风险；③斜视性弱视，也就是一个眼睛向前，另一个眼睛向外或向内侧，斜视的眼睛可能存在弱视的风险；④由先天性白内障、上睑下垂等导致正常光线无法进入眼球内，影响眼球的正常发育而形成的弱视。

平时生活中若遇到孩子看电视时凑得很近，或眯着眼睛、斜着看，甚至眼睛睁不开时，家长一定要引起足够的重视，需尽早去眼科做相关检查，以便及早发现弱视，及早治疗。如果一个眼睛视力好，另一个眼睛戴镜后视力仍不佳，称为单眼弱视，需要部分时间遮盖视力好的眼睛，促进多用弱视眼。对于远视性弱视，除配戴合适的眼镜外，还可以在医生的指导下进行弱视的精细目力训练，如画图、穿针等。戴镜一段时间后视力提高不良的斜视性弱视，需要进行斜视矫正手术。先天性白内障和上睑下垂影响光线进入眼球者，也需要手术治疗。

（张　琳）

○ 摘编自上海新闻综合频道《名医大会诊》2004 年 11 月

— 专家简介 —

张　琳

张琳，上海交通大学医学院附属仁济医院眼科前主任，主任医师、教授、硕士生导师。上海市医学会视光学专科分会主任委员，上海市医学会眼科专科分会斜视与小儿眼科学组顾问。擅长眼科学、视光学、斜弱视及小儿眼科临床及基础研究工作。

十一、远视的成因与治疗

出生时,人的眼轴长度平均为17毫米,几乎都是远视。之后随着身体的发育,眼的前后轴也慢慢增长。待到成年,人眼应当是正视或者接近正视。有些人在眼的发育过程中,由于遗传和外界环境的影响,眼球发育停止,眼轴不能达到正常的长度,到成年时仍保持幼时的眼球轴长,称为远视。

与近视一样,大多数远视是轴性的,眼轴过长引起近视,眼轴过短便是远视。绝大部分远视患者眼轴太短,光线直接聚焦到视网膜后,需要配戴凸透镜,将光线聚焦到前面来。还有小部分患者是因为进行了白内障手术,眼内缺少晶状体,无法将光线聚焦到视网膜上而产生高度远视。这两类远视比较常见。

轻度的远视可以不影响视力,高度的远视会表现为“远近都看不清”。许多人会产生误解,以为远视就是“看近模糊,看远清楚”,这是不正确的。“看远清楚,看近模糊”是我们俗称的“老花眼”。

青少年远视,若没有症状且视力正常,一般不需要治疗。若是高度远视,一般需要配戴眼镜。高度远视在婴幼儿时期一般较难发现,多数会伴有弱视,应该尽早发现,必须通过配戴眼镜进行矫正,戴了眼镜后,物像可以聚焦在视网膜上,起到矫正远视及治疗弱视的作用,同时还需要进行视觉训练。青少年时期远视若伴有弱视而不治疗,成年后弱视可能伴随终身,治愈比较困难。

戴眼镜可以提高视力及治疗弱视,但远视度数的降低需要依靠眼球自身的发育、眼轴变长。与近视儿童不同,父母要鼓励高度远视的孩子多用眼,可促使远视度数降低。成年远视患者若想摘除眼镜,也可以考虑通过屈光手术治疗;对青少年来说,除非影响平时用眼,基本不考虑手术。

如果是无晶状体眼远视,会表现为1 000度以上高度远视。双眼都是无晶状体眼远视者,可以配戴眼镜矫正;若是单眼者,配戴框架眼镜矫正有困难,可以考虑配戴隐形眼镜。当然,最好的方法是植入人工晶状体。常规的人工晶状体没有调节功能,术后还需要配戴低度数的眼镜帮助看远或看近。

(戴锦晖)

○ 摘编自《科学生活》2014年第11期

十二、糖尿病可致盲

随着人们生活水平的不断提高、人口的老龄化趋势，糖尿病患病率逐年上升。糖尿病是以糖代谢紊乱为特征的全身性疾病，引起的眼部并发症很多，且与病程长短有密切关系。糖尿病发病后 20 年，几乎所有患者都有眼部并发症，严重者甚至可致盲。

糖尿病引发的主要眼病有：①屈光不正。血糖的升高可引起房水渗透压降低，房水渗入晶状体，使晶状体屈光度改变，发生近视；当血糖降低时，房水渗透压升高，晶状体内水分外渗，形成相对远视。这种短期内屈光度的变化是糖尿病引起晶状体屈光度改变的特征，可达 3～4 个屈光度。②角膜知觉减退。可先于视网膜病变发生，与糖尿病病程及血糖的控制程度有关。③白内障。高血糖可使晶状体纤维肿胀、变性、混浊，发生白内障，且发展迅速，甚至致盲。④新生血管性青光眼。虹膜及前房角产生新生血管，使房水排出障碍及前房出血，导致眼压升高。⑤糖尿病视网膜病变。这是最常见的严重糖尿病眼病，常造成视力减退，甚至失明。⑥眼部神经病变。包括缺血性视神经病变、眼外肌麻痹、调节障碍和视神经萎缩。眼外肌麻痹常突然发生，产生复视、呕吐等。

糖尿病眼病往往不可逆转，因此预防尤为重要。应注意以下几点：①限制主食量，但不能处于饥饿状态；②少食多餐；③忌食各种糖类和甜食；④多食茎叶类蔬菜，多食粗纤维类、低脂肪膳食；⑤限制食用油脂、动物脂肪及胆固醇含量较多的食品；⑥禁止饮酒，特别是烈性酒；⑦适当补充元素硒，可抗氧化，消除自由基，促进糖代谢，降低血糖和尿糖；⑧增加运动量，可根据年龄和身体状况选择运动方式，如散步、做家务、骑车、慢跑、做体操、跳绳、打球等。

激光光凝可减少视网膜氧耗，防止因缺氧而产生视网膜新生血管。手术治疗主要用于治疗白内障、玻璃体积血及牵拉性视网膜脱离。目前虽然尚未研制出治疗糖尿病视网膜病变的特效药，但临床实践证明，一些具有改善微循环、防止血小板聚集作用的药物对糖尿病视网膜病变有一定的疗效。

（赵世红）

○ 摘编自“好大夫在线”赵世红大夫的个人网站 2017 年 4 月 27 日

十三、选择准分子激光手术需考虑角膜厚度

如今，近视的发生年龄越来越小，度数也越来越高。很多患者都将矫正近视的希望寄托于激光手术。然而，激光手术方式的选择需要因人而异，最佳的治疗效果并不是盲目求贵、求新就能得到。通常，只有近视小于 1 000 度且角膜厚度合适的患者才适用准分子激光手术。

目前，准分子激光手术是治疗近视的方法之一。但由于每个人的角膜厚度、前房深度、角膜弧度、角膜地形图等不同，治疗方法也不尽相同。最常见的准分子激光手术，主要包括准分子激光原位角膜磨镶术（LASIK）和准分子激光角膜上皮瓣下磨镶术（LASEK），它们有不同的侧重点。

准分子激光原位角膜磨镶术（LASIK）的特点是术后无特殊不适且用药时间短，视力提高相对较快，通常第 2 天就可以正常工作和学习。而对于眼底有问题或睑裂窄小的患者来说，选择准分子激光角膜上皮瓣下磨镶术（LASEK）则更为适合。因为这种手术方式不需要用负压吸引环对眼球进行吸引，从而避免了由此引起的眼压短暂升高对眼球的扰动。对睑裂窄小者来说，还可减少因制作角膜瓣而引起多种并发症的风险。

认识到上述两种手术的特点，我们就了解了准分子激光手术的适应人群。但该手术只适用于近视度数小于 1 000 度的患者，且与个体的角膜厚度密切相关。因此，少数超高度近视或者角膜厚度过薄的患者不能通过准分子激光手术实现完全矫正近视的目的。那么，对于 300～2 300 度近视，100～400 度散光，前房深度至少 3 毫米的近视人群来说，就需要根据自身情况选择有晶状体眼人工晶状体植入术。这种手术的特点是操作简单，术后很少发生回退。人工晶状体植入眼内可长期放置，无需维护，也可以取出或更换。

除了单纯的近视治疗之外，激光手术还可针对角膜移植术后、白内障摘除联合人工晶状体植入术后引起的不规则散光、屈光不正、屈光参差等，进行个体化准分子激光消融。因此，对未满 18 岁但存在较高屈光参差，且无法适应框架眼镜和角膜接触镜者，或者不能给予足度矫正导致近视度数快速增加者，都可以根

据自身的检查结果选择不同的激光手术。

（朱　煌）

○ 摘编自《新闻晨报》2010 年 2 月 24 日

— 专家简介 —

朱　煌

朱煌，主任医师、研究生导师，上海交通大学医学院附属新华医院眼科行政副主任。

上海市医学会眼科专科分会委员、视光和屈光学组组长，上海市医学会视光学专科分会秘书。

擅长眼视光学和白内障的基础研究和临床治疗工作，在国内较早提出青光眼患者的白内障提前手术概念。曾参与制定上海市眼科近视激光治疗规范和白内障超声乳化术规范，并向全国推广。

十四、用“眼视光学综合观”维护视觉健康

割裂式的诊疗模式不科学

现代医学分科越来越细。单就眼睛来说，就包括角膜、巩膜、虹膜、睫状体、脉络膜、晶状体、玻璃体、视网膜和视神经等复杂结构。在一般老百姓看来，眼睛有毛病就应去眼科或是五官科(有的医院没有独立的眼科)就诊，而在眼科学中又有比较细致的分工，如外眼疾病、内眼疾病、眼底疾病等。

比如一个患先天性白内障的儿童，他需要及时接受手术治疗，否则视觉无法正常发育。但儿童的屈光状态一般都是远视，做完白内障手术后会出现更高度数的远视。以前，这样的儿童需要戴一个“瓶底样厚”的眼镜来矫正视力，这将严重影响他的生活和学习。如果在手术时植入了用来矫正视力的人工晶状体，儿童到了一定年龄又会出现超高度的近视(甚至超过 1 200 度)。这就出现了棘手的问题：儿童应该在几岁植入人工晶状体？植入多少度的人工晶状体？儿童做了手术后大部分会有散光，什么时候可以矫正？应选择准分子激光手术，还是再植入一个人工晶状体做屈光矫正？第二个人工晶状体何时更换？是否需要再做一次准分子激光手术以改善屈光状况？

在现有专科医院的医疗模式中，屈光矫正和白内障治疗分属于不同的科室、不同的医生，如果再有其他的并发症，还可能涉及更多的科室和更多的医生。这种割裂式、条块式的诊疗方式是不科学的，既不便于患者就医，也不利于使患者达到最佳视觉状态、提高生活质量。

什么是“眼视光学综合观”

“量体裁衣”是眼视光学综合观的核心，以使患者达到最佳视觉状态为最终目标，始终应用现代视光学理念，综合评估每个患者的病情、视觉状况，根据其发展变化，综合运用各种技术，及时纠正其视觉障碍问题，保持和维护最佳视觉效果。“眼视光学综合观”是近年来国际眼科学的发展潮流，适合几乎所有年龄人群。

仍以前述先天性白内障患儿为例。患儿的眼睛本身在动态发育中，手术前应综合评估患儿自身发育情况、眼周情况和患儿父母眼睛的屈光状况，预估患儿未来20年眼屈光需求，准确计算出植入人工晶状体的度数，保证手术时植入合适的人工晶状体；手术后应定期随访，跟踪评估，及时调整方案进行干预和视觉训练等。白内障手术与屈光干预两者应有机结合，不能偏颇。

再如，一个年近六旬的老人，有500～600度近视，只要他的身体功能"很年轻"，我们就不能简单地拿掉他自身的晶状体植入人工晶状体，而可选择做准分子激光手术或有晶状体眼后房型人工晶状体(ICL)植入术，以保证他的用眼需求。

"眼视光学综合观"要求用一种新的观念作指导，为患者服务，是眼科学发展的必然方向，它需要复合型的技术、复合型的人才。事实上，能够同时参与准分子激光手术和白内障手术的医生不多。"眼视光学综合观"实施起来肯定会比较困难，但是再难我们也要去做，要朝着这个发展方向努力。相信"眼视光学综合观"的理念也会逐渐被更多的人接受。

现代医学呼唤"理性"的医生，他能客观地分析治疗疾病的各种方式，并能为患者选择最安全、疗效最佳、创伤最小，且最经济的方式治疗。同时，也需要患者更多地了解医学进展，更多地关心自己的健康！

（朱 煌）

○ 摘编自《家庭用药》2010年第9期

十五、高度模拟人眼的多焦点人工晶状体

随着白内障手术水平的不断提高，尤其是超声乳化术和人工晶状体植入术发明以来，白内障患者的手术治疗取得了举世瞩目的成就。通过一代代眼科医生的不懈努力，数百万白内障患者得以重见光明。欣喜之余，白内障患者们又面临着一个相同的术后问题——“手术后，我的眼睛比以前亮多了，看远处比较清楚，但读书看报特别困难，这是为什么呢？”

这并不是手术造成的“并发症”，而是那个小小的“镜片”——人工晶状体在“作怪”。目前，临床上使用的人工晶状体大多是单焦点人工晶状体，这种人工晶状体只有一个焦点，它很“死板”，不能像自然的晶状体一样可通过改变凹凸度来满足看远或看近的需求，造成白内障患者术后远视力好而近视力差的结果。这种情况一般只能通过配戴度数很高的老花镜得以改善。

那么有没有一种人工晶状体，能让白内障患者在术后看远看得清，读书看报又不吃力呢？可以很高兴地告诉大家，已在临床使用的多焦点人工晶状体(MIOL)可以有效解决大多数普通人工晶状体植入后近视力差的问题。

多焦点人工晶状体主要分为两种：一种称为衍射型多焦点人工晶状体(DMIOL)，另一种叫做折射型多焦点人工晶状体(RMIOL)。它们是如何达到看远、看近都清楚的神奇效果呢？简单地讲，不同于普通人工晶状体的光学球形平滑表面，多焦点人工晶状体的表面设计了许多个同心圆性质的显微坡环，光线通过这些不同高度和间距的坡环产生折射后，能形成多个焦点，当远处的平行光线进入眼睛，远焦点就落在视网膜上形成清晰的物像，近焦点则落在视网膜前；当近处的光线进入眼睛，近焦点就落在视网膜上形成清晰的物像，远焦点则落在视网膜后。这样就使得白内障患者术后无论看远还是看近，都可以在视网膜上形成清晰的物像。

研究证明，多焦点人工晶状体确实可以模拟人眼的生理调节，使患者在术后达到良好的远、近视力。多焦点人工晶状体虽然好，但不是所有的白内障患者都有机会植入，因为多焦点人工晶状体能产生多个焦点，这就对手术医生与患者的自身条件提出了较高的要求。一方面，手术医生要有非常熟练的白内障手术操

作技巧，术中要连续中央环行撕囊，尽量避免人工晶状体的偏心、倾斜及手术源性的散光，否则将造成患者看远、看近均不理想的后果。另一方面，为确保手术效果，患者的选择也非常重要，多焦点人工晶状体适用于单眼或双眼老年性白内障、外伤性白内障、散光度数小于150度、年龄为30～80岁、术后有不戴镜愿望的患者；而对于需要夜间驾驶、职业性质对视力和近距离用眼要求比较高、瞳孔较大、不能忍受短时间眩光或者最佳矫正视力暂时下降、伴有眼睛局部病变(如角膜混浊、虹膜病变和眼底病变等)的患者不宜使用。

虽然多焦点人工晶状体在选择使用上有一些限制，尚存在术后眩光、对比敏感度下降等问题，但它对白内障患者术后远、近视力的提高有明显疗效，大大弥补了普通人工晶状体的不足，不失为一种较为优越的人工晶状体，患者的总体满意度也较高，应用前景良好。

(吴晋晖)

○ 摘编自《大众医学》2003年第11期

— 专家简介 —

吴晋晖

吴晋晖，海军军医大学附属长海医院眼科副主任医师、副教授、主任助理、硕士生导师。

中国医师协会眼科医师分会视觉生理学组委员，上海市医学会眼科专科分会眼底病学组委员兼秘书、青年委员会委员。

十六、眼镜的历史

第一个眼镜发明于大约700年前。13世纪时，意大利的修道士手工精心制作了第一个半成形的立式镜片，这种镜片就像放大镜。为制作镜片，修道士使用了一种叫“绿宝石”的石英。几年之后(1267年)，牛津圣芳济会的修道士罗杰·培根提供了科学的证据，证明用特殊形状的立式镜片可以将小字放大。至今仍在全世界享有盛誉的威尼斯穆拉诺玻璃工厂有理由称自己是眼镜的诞生地，13世纪时，他们是唯一能够制造纯粹软玻璃的工厂。不久之后，眼镜的第一份质量标准出炉。这些眼镜被称为阅读助视器，有一个凸起的立式镜片，边框是用铁、牛角或木头制成，那时只有一种简单的、硕大的镜片。

自那时起的200年后，第一副现代耳挂式眼镜问世了，镜框是一片式的，只有少数富人能够买得起。在西班牙，特别大的眼镜被认为是身份的象征。皮制的鼻梁架也开始使用，使助视器戴起来更加舒适。18世纪时，“纽伦堡有框眼镜”在市场上出现，它成了一种时尚，并且戴起来更加舒适。大约在18世纪末，配有单片眼镜的镜架成为新宠，德国和英国上流社会的淑女和绅士都戴这种眼镜。法国人更喜欢单片的“pince-nez”眼镜，不仅可以戴在鼻子上，也可以利用眼周的肌肉将其固定。

20世纪的前20年，框架眼镜才变成现在的外观，有着符合人体解剖学的完美设计。如今，眼镜有各种各样的形状和材料，同时也已经成为受大众欢迎的时尚配件。

(杨友华)

— 专家简介 —

杨友华

杨友华，视光学专业工程硕士，卡尔蔡司光学(广州)有限公司专业事务部经理。2008年起在沈阳医学院何氏视觉科学学院负责师资培训，并参与中德视障教育项目和中国残疾儿童就学调查等。在屈光检查、门店销售、镜片加工等方面有丰富的经验。

CHAPTER TWO

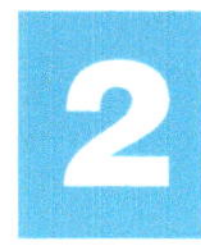

问名医

护眼知识

1. 眼睛是如何看见物体的

我们能看到物体，需要经过一个复杂的视觉过程。在看物体时，所看物体反射的光线通过眼睛的角膜、晶状体、玻璃体的折射，在视网膜上成像，对视网膜形成光刺激。视网膜上的锥体细胞和杆状细胞受到光刺激后，经过一系列的物理、化学变化，将其转化成神经冲动，由视神经传到大脑皮质的视觉中枢，我们就可以看见物体。在看见物体的过程中，需要眼睛和大脑同时正常地发挥作用。若某人虽然视网膜功能正常，但由于角膜白斑或白内障等，不能使物体反射的光线到达视网膜，视网膜得不到光刺激，此人就看不见该物体。反之，若眼屈光系统的光路正常，但神经传导出了问题，视网膜的光刺激不能传导到大脑，也会看不见物体。还有的人虽然眼屈光系统和神经通路均正常，但大脑皮质负责视觉的部分出了问题，如脑肿瘤或脑外伤等，也不能看见物体。要想看见物体，必须有正常的眼结构、视神经和大脑皮质负责视觉的部分，三者缺一不可。

（孔磊君）

—— 专家简介 ——

孔磊君

孔磊君，高级验光技师，上海小林眼镜有限公司培训部一级经理。上海市医学会视光学专科分会委员，上海市职业技能鉴定中心考评员，上海市消费者权益保护委员会钟表眼镜专业办公室专家。擅长双眼视功能检测、渐进多焦点镜片的验配等。

2. 视力发育是怎样一个过程

视力发育过程并不是在出生时就完成的，而是在出生后逐渐形成，并随着成长逐渐发育完善。刚出生的婴儿，身体各部分的组织器官还没有发育完善，眼睛也一样，眼球的体积与成人相比要小一些，眼球的前后径也比较短，处于远视状态。视网膜、视器及大脑视皮质的神经细胞及其相互联系还没有发育成熟。因此，新生儿的视力很差，在出生后的最初几天内，仅对光有反应。眼睛见了强光，瞳孔能缩小，眼睛闭上再睁开时无法盯着一个物体，没有形成注视。出生后1～2周，眼睛虽能注视物体，但时间很短。出生后第3周，新生儿的注视时间仅有5秒。随着眼球的发育，注视时间逐渐延长。1～2月龄时，有了眨眼动作。2月龄后，能跟随物体的移动做小范围的追踪。3月龄时，双眼视功能开始发育，可以双眼注视，如看到奶瓶，能做出吃奶的反射动作，初步形成了视觉的条件反射。4月龄时，能认识亲人，听到声音会向发出声音处观看，建立了视觉与听觉的联系。6月龄时，建立了集合反射，它分为调节和会聚反射(又称辐辏反射)。10月龄时，可以把视觉与触觉结合起来，对看到而摸不到的东西，不会贸然行事。1岁时，在学会走路后，扩大了活动范围，增强了观察能力。1岁至1岁半时，看东西能协调地进行辐辏调节，喜欢看画、翻书，模仿画线条。1岁半至2岁时，能区分不同形状的物体，模仿别人的动作，眼的辐辏能力增强，视觉反射渐趋正常。2～3岁时，双眼视觉发育最为快速，6岁时达到成人水平，而立体视觉到9岁才可达到成人水平。20岁左右，视觉发育才完全定型。

(朱剑锋)

— 专家简介 —

朱剑锋

朱剑锋，主任医师，上海市眼病防治中心防治科主任。上海市医学会眼科专科分会防盲学组秘书，上海市医学会视光学专科分会委员。擅长防盲治盲、低视力康复、人群眼病的筛查及干预、儿童近视控制、弱视的筛查及干预等。

3. 如何检查3岁以下儿童的视力

在医院或学校通常使用标准对数视力表——“E”字形视力表检查视力，这种视力表比较适合学龄前和学龄后的孩子，对3岁以下的婴幼儿则有些难度。专家们根据婴幼儿的视觉特点，设计了其他检查方法。

(1) 6月龄以下婴儿视力检查：①1月龄内的婴儿能注视光源，在距婴儿双眼20～30厘米处，用一笔式手电筒，一开一关照射宝宝的瞳孔。正常宝宝的瞳孔能随之缩小或放大，就是对光有反应。②1～3月龄的婴儿能全神贯注地注视周围人的脸，主动看周围的东西，平躺时可注视水平和垂直运动的小球，能看移近的手指。③3～6 月龄的婴儿能主动用手抓握感兴趣的东西，目光能追踪眼前 30～60 厘米处运动的小球，大人手指突然逼近宝宝眼睛时，宝宝会有保护性眨眼动作。上述检查不能定量检查，只能粗略估计婴儿视力。

(2) 6 月龄～2 岁婴幼儿视力检查：①视动性眼球震颤法。用涂有黑白条栅的测试鼓检查婴幼儿视力。方法是在婴幼儿眼前转动测试鼓，并变化黑白条栅的宽度，诱发婴幼儿眼球震颤，从而估算婴幼儿的视力。②小球估算法。这种方法是在黑色背景下，让孩子辨认不同直径的白色小球，以此估计其视力状况。

(3) 2 岁～2 岁半幼儿视力检查：①视物估计法。在幼儿眼前 30～35 厘米处放置直径不一的珠子，如果幼儿能找到并捡起直径为 1 厘米的小珠子，其视力为 0.3 以上。②儿童图形视力表检查法。绘制儿童最感兴趣的花鸟、动物或物品，用来代替“E”字形视力表测检视力，幼儿容易理解和接受。

(4) 2 岁半～3 岁幼儿视力检查：可用儿童图形视力表进行视力检查。

（朱剑锋）

4. 婴幼儿应何时进行视力检查

宝宝从出生后第一次睁开眼睛，就已经开始了自己的视觉体验，因此要在宝宝出生 10 天内为其做首次视力检查。早产婴儿由于在母亲子宫内发育时间短，视力缺陷问题尤其常见，因此应在早产婴儿还在保育箱时就对其视敏度进行检查。

婴幼儿和低龄儿童采用名为检影法的客观测量方法检查视敏度。医生会在宝宝眼中滴入一滴由阿托品配制的滴眼液。阿托品可扩张瞳孔，使眼睛不能进行视力调节(视力调节是指眼睛为了能够让不同距离的物体都能清晰地在视网膜上成像，而进行调节的能力)。这样一来，医生就可以准确发现各种潜在视力缺陷，以便及时为早产儿、婴幼儿和低龄儿童验配和调整眼镜或隐形眼镜。

此后，父母仍应定期带孩子检查视力，最好是半年 1 次。同时，建议家长经常观察孩子的眼睛及其视觉行为。若发现孩子(包括学龄儿童)有任何反常表现，如斜视、经常揉眼睛、缺少目光接触、频繁眨眼、看书或写字时需要离书本很近，或无法正确抄写黑板上的内容等，都需要及时咨询眼科医生。

（杨友华）

5. 家长如何早期发现孩子眼病

孩子年幼时常无法讲述自己有何不适，因此家长一定要仔细观察，及时发现异常情况。

(1) 外眼和眼表：观察孩子的眼睑是否有缺损；眼球是否饱满，活动是否正常；眼睛是否发红，眼部分泌物是否增多；是否有怕光的症状；两眼的位置是否正常，有没有“斗鸡眼”和外斜视等。

(2) 白瞳症：常见于先天性白内障、视网膜母细胞瘤、晶状体后纤维增生症等，患儿黑眼球中常有黄白色反光。

(3) 视力：孩子出生 3 个月后出现注视功能，如不能注视眼前的物体或者眼球不能追随灯光移动，则提示视力可能不好。当遮盖一眼时没有反应，而遮盖另一眼时出现哭闹，则可能有单眼视力障碍。3～4 岁的儿童应进行视力检查，如果视力不佳，经过正规的验光配镜后仍达不到正常，可能是弱视。若为弱视，应及时治疗，一般治疗年龄越小，效果越好。

(4) 用眼习惯异常：若发现孩子看书、看电视时喜欢靠得很近或歪着头看，则提示孩子可能有近视、远视或散光，还有可能是眼性斜颈。若发现孩子经常揉眼睛或眨眼次数多，看东西时总是闭上一只眼睛、歪头或转头，不能看清近处或远处的物体，看东西有重影(复视)，在向远看时有一只眼的眼位向外偏斜等，则提示孩子有可能患有斜视，应尽快到眼科就诊。另外，还应在医生的指导下定期为孩子进行视功能检查。

(朱剑锋)

6. 眼保健档案是什么

建立眼保健档案是防控儿童近视的好方法。儿童眼保健档案就像眼睛的生长发育档案一样，记录眼睛的各项重要参数，如视力、屈光度(近视、远视和散光度)、角膜曲率、眼轴长度等。通过建立眼保健档案，能明确儿童是不是近视，需不需要进行矫正和采用何种方法矫正。通过长期观察随访，可以分析眼睛各项参数的改变，还能预测孩子近视的发展，并为随后采取的干预手段提供科学依据。

临床发现，有的人不管怎么用眼都不会患近视；而有的人如果不注意用眼卫生就容易患近视；还有些人即使非常注意用眼卫生也会近视。不同类型的人群，近视防治的策略不同，通过眼保健档案就能在人群中将这几种类型区分出来。

这样，医生在制订防治近视的策略时就会有更强的针对性。

（朱剑锋）

7. 儿童视力保健应注意什么

(1) 养成良好的用眼卫生习惯，如勤洗手、不用脏手揉眼等，避免眼部感染；看书时保持姿势端正，不在床上看书等。

(2) 加强监护，家长应多观察孩子的视觉反应，若发现孩子有斜视、眯眼、视物歪头等异常表现，要及早到医院检查、治疗，最好在 5 岁左右做一次全面视力检查，以后每半年检查一次。此外，为了保护眼睛，家长不要将剪刀、小刀、削尖的铅笔等尖锐物品放在孩子能拿到的地方，防止意外刺伤眼球；购买玩具时也应尽量选择不带刃、没有锐角的；不要让孩子玩爆竹、打火机、发令枪等可能伤害眼睛的危险品。

（胡东芳）

— 专家简介 —

胡东芳

胡东芳，上海市眼镜行业协会副会长、秘书长。上海市医学会视光学专科分会秘书，上海市消费者权益保护委员会钟表眼镜专业办公室专家，中国眼镜协会常务理事，《上海眼镜》杂志总编等。擅长行业标准化管理、消费者咨询及投诉处理，爱眼、护眼、视力保健的宣传教育，高技能人才培养和创新研发等。

8. 青少年应该如何保护眼睛

(1) 避免长时间、近距离阅读或使用电脑，建议每隔 45 分钟休息 10 分钟，休息时可以远眺、交替注视不同距离和不同方向的物体，也可以做眼保健操或眼球操。眼球操就是先用力眨眼，接着向不同方向来回转动眼球。

(2) 避免在昏暗的环境、晃动的车厢里阅读，避免看字体太小的读物。这些可以造成视物困难的状态非常容易导致眼睛疲劳和调节紊乱，会成为近视度数加深的诱因。如果已有近视或近视度数加深而看不清远处时，一定要及时配戴合适的眼镜进行矫正，否则近视度数加深会更快。

(3) 多参加室外活动，如跑步、打球、放风筝等。注意不偏食、少吃甜品。

(4) 在看书、写字时应保持良好的姿势，不躺在床上看书，不在太阳直射下或光线昏暗处看书。

（胡东芳）

9. 中青年眼保健应注意什么

在当今的信息时代，大量的工作要在电脑等视频终端设备前处理和完成，中青年容易出现“视频终端综合征”，主要表现为：视物易疲劳、视物模糊、视力不稳定，眼睛有干涩感、痒感、刺激感、烧灼感、异物感，眼红、畏光，可能伴有头痛、烦躁、注意力难以集中等。再加上紫外线、电离辐射、光污染等损害视力的环境因素，中青年患白内障、青光眼、视网膜病变等眼病的概率大大增加，应尽早采取保健措施，预防眼病发生。

首先是降低用眼强度，注意劳逸结合，加强眼睛营养。经常处在空调环境、高温、多粉尘环境和经常使用电脑者，特别是夜间驾车、戴隐形眼镜者应多主动眨眼。电脑显示屏放置的高度应在水平视线以下，这样可减小眼睑的开放，减少眼泪蒸发。点人工泪液也是一项重要的替代疗法。

另外，还可热敷眼睑 15～20 分钟，再顺着睑板腺的走行按摩，挤压睑板腺内的分泌物，然后擦洗睑缘，清除睫毛根部的油性分泌物、菌落及碎屑，改善泪液质量，缓解视疲劳。同时，应尽量避开强光，在阳光强烈的时间段外出时，一定要做好防护措施，如打遮阳伞，戴遮阳帽、遮阳镜等。

（胡东芳）

10. 中老年眼保健应注意什么

随着年龄的增长，人的身体机能会有所下降，眼睛也不例外，若不加以注意，青光眼、老年性黄斑变性、糖尿病视网膜病变等都可能不期而至。为及早发现眼疾，50 岁以上的人群应每年至少检查两次视力，测量眼压、观察眼底，并经常自行轮流遮盖单眼，对比检查双眼视物有无差别。另外，老年人视力下降需考虑是否由全身性疾病引起。若通过医院检查，早期发现糖尿病，采用饮食控制和药物治疗，可预防或减缓糖尿病视网膜病变的发生和发展。老年性黄斑变性可通过戴防紫外线眼镜，摄入充足的叶黄素、胡萝卜素等进行预防；还应戒烟、戒饮烈性酒，少吃高脂、高糖的食物，多参加体育活动。

（胡东芳）

11. 什么叫视疲劳，如何防治

视疲劳是眼球酸胀、畏光、流泪、头痛、恶心、视物模糊甚至复视等一系列症状的总称，主要是由没有配镜矫正远视和散光引起；此外，戴不合格的眼镜也是引起视疲劳的主要原因。防治视疲劳可采用以下几项措施。

(1) 良好的照明：要求能同时看清电脑屏幕、键盘和文件上的内容，照明不要产生阴影和眩光；避免在操作者前上方出现光源或光源直接照射在屏幕上，背景光不要太强；电脑的摆放位置不要在窗口或其附近，操作者不要面对窗口；防辐射、防疲劳、防蓝光眼镜对减少视疲劳可有一定帮助。

(2) 良好的环境：室内通风良好以确保有足够的新鲜空气；温度适宜对减少眼干涩有益；避免空调的风直接吹向眼部，必要时在电脑旁放置加湿器；室内禁止吸烟，不要在室内点燃蚊香或喷杀虫剂等。

(3) 良好的习惯：放大屏幕上所显示的字体及行间距离，可减少眼睛负担；将要输入电脑的文件资料放置于屏幕旁，越近越好，以减少颈部及眼睛的转动；眼睛与文件距离应保持在 60 厘米以上，最好采用下视 20 度的视角。

(4) 正确的坐姿：提倡使用稳定性好的座椅；眼睛与电脑屏幕间保持 60～70 厘米的距离；键盘应调整至打字时前臂与地面平行的位置。

(5) 防治视疲劳要注意防止眼睛干燥，可频繁眨动眼睛，常做眼保健操。

（胡东芳）

12. 如何正确化眼妆以预防眼疾

现在很多女性在化眼妆时由于时间紧而导致化妆手法不当，这样极易引起眼部疾病。建议在化眼妆时注意以下几点：①在挑选眼部化妆品时，要选择适合自己的，并注意贮存，避免过期，否则容易引起过敏。②描绘眼线时，注意要画在睫毛根部外缘，若画在睫毛内部易堵住腺体开口，造成发炎。③化妆品不小心入眼时，要首先判断是颗粒状还是液体性质的物质，若是颗粒状异物进入眼睛，第一步先闭眼，让眼泪将颗粒冲出；若无法将颗粒冲出，则需点眼药水冲洗；若是液体性质的物质，必须立即用冷水冲洗眼睛，冲洗时注意将上、下眼皮撑开，边洗边转动眼睛，冲洗的时间为 10～20 分钟。如以上方法无效，需立即就医。

（胡东芳）

近视

13. 什么是近视，发生原因有哪些

近视是一种屈光不正。眼睛的构造可以看成是由一组屈光透镜组成，在眼睛放松的情况下，远处的平行光线经过眼睛的屈光系统后，如果聚焦在视网膜前面，这种屈光状态就称为近视。但由于近处光线仍然可以聚焦在视网膜上，近视患者看近处是清晰的，因此在看远处时需要用凹透镜来矫正屈光状态。

近视根据程度可分为轻度近视（小于 300 度）、中度近视（300～600 度）、高度近视（大于 600 度）。近视也可分为单纯性近视和病理性近视，前者无眼底改变，一般为轻中度近视。后者一般为高度近视，除了看远处模糊外，还有眼底病理性改变，如后巩膜葡萄肿、黄斑变性等。

近视的发生受遗传和环境等多因素综合影响，确切的发病机制目前仍在探索中。一般而言，父母亲近视，子女更容易患近视，这在高度近视患者身上表现尤为明显。后天环境因素主要指不良环境和不良用眼习惯，如长时间近距离写作业或看书、户外时间过少、近距离视物目标不稳或模糊、眼镜配戴不合适、照明不良、座椅不合适、书本字体印刷不清晰、儿童握笔姿势不良等。除了病理性近视，遗传因素对近视的影响有限，它只是近视发生、发展过程中的生物学前提，仅提供近视的可能性。环境条件是决定近视发生的重要因素，近视主要是由长期视近工作并基于遗传因素的作用而形成的。

（吴良成）

— 专家简介 —

吴良成

吴良成，主任医师，上海市静安区中心医院眼科主任，上海市静安区眼病防治所主任。

擅长近视准分子激光手术，白内障、青光眼及各种疑难眼病的诊治。

14. 什么是隐性近视

视力正常不等于屈光状态正常。在眼科临床及视光学研究中，发现有一些视力正常的人屈光状态已为近视，我们可以称之为“隐性近视”。

隐性近视现象，涉及近视屈光度与视力的关系。一些早期近视者测出视力正常，可由多种因素影响。其中一个主要因素是，视力作为一种心理-物理学指标，主观性较大，是一项时有波动的定量指标。视力与近视屈光度不完全对等的现象表明，视力具有一定的代偿能力。因而，迄今尚无法根据视力来确定屈光度，同样亦无法根据屈光度确定视力。

隐性近视作为近视的一个早期现象，有可能是单纯性近视的初发阶段，表现为近视屈光改变在先，视力下降或持续下降在后。为了有效防治近视，应注意视力正常的屈光改变现象。

（周晓东）

— 专家简介 —

周晓东

周晓东，主任医师、硕士生导师。复旦大学附属金山医院副院长、眼科主任，上海市金山区眼病防治所所长。

上海市医学会视光学专科分会候任主任委员，上海市医学会眼科专科分会视光与屈光学组副组长，国家科技奖励评审专家，《中国眼耳鼻喉科杂志》编委等。

擅长视觉与屈光不正的基础与临床研究工作。

15. 高度近视有何危害

按近视的严重程度分类，近视度数成人超过 600 度、儿童超过 400 度时，称为高度近视。高度近视大多数呈现进行性发展的特点，度数越来越深，眼轴越来越长，外观上眼球突出，因大多数高度近视者眼球会发生病理性变化，故高度近视通常也称为病理性近视，其病因尚未完全明了。

高度近视者视力明显下降，尤其是裸眼视力和夜间视力。同时，由于发生玻璃体变性、液化、混浊、后脱离等，患者常感觉眼前有黑影飘动、闪光感等不适，对日常工作和生活造成很大影响。高度近视者会出现眼底弧形斑,豹纹状眼底,黄斑色素沉着、萎缩、出血,新生血管膜形成,视网膜周边变性等,眼球后局部扩张会形成后巩膜葡萄肿。可能发生多种并发症,如视网膜脱离、白内障、青光眼等,其出现的概率比正常人高很多。高度近视的并发症多,是常见的致盲原因之一,因此高度近视患者平时应该保持警惕,注意预防,经常到医院检查眼底、眼压等情况,以便及早发现问题并处理。

平时注意合理用眼,尤其在连续视近作业时,用眼时间不要太长,中途需停顿休息,同时保证充足的睡眠,均衡饮食,多参加户外活动,放松心情,但要避免剧烈运动。若出现眼部的不适症状,如闪光感、眼前黑影飘动、眼部胀痛、视力明显下降等,应及时到医院检查;若出现视网膜裂孔或出血、视网膜脱离、青光眼、白内障等,应及时进行治疗。

(周晓东)

16. 近距离用眼为什么会影响视力

目前认为,近距离用眼容易导致近视的机制为:①当眼睛视近物时,调节处于紧张状态,青少年眼的调节力特别强,长时间近距离用眼也不易感到疲劳,但持续近距离用眼会使调节长时间处在紧张状态,从而出现调节性近视,若不及时消除紧张,继续发展则可能演变为不可逆的真性近视;②近距离用眼时,需要双眼同时内转,辐辏功能加强,这将导致眼外肌对眼球长时间施加压力,从而可能引起眼轴延长,最终导致近视。

青少年在兼顾学习任务的同时,应保护好视力。需注意以下两个方面:①改善近距离用眼姿势。学习和工作时,应保证环境光照充足,保持坐姿端正,眼睛距离书本 30 厘米左右,身体保持静止,避免在乘车或走路时看书,避免平躺阅读或者伏案歪头阅读等。②缩短近距离用眼时间。正常近距离阅读和工作时,保证每隔 1 小时让双眼休息一次,每次休息 5～10 分钟,有利于双眼调节放松。在休息期间,建议离开书桌,多走动,多看看远处的景色,使双眼处于完全放松状态。但如果利用休息时间玩手机游戏、看电脑等,是达不到放松双眼的效果的。近距离用眼虽不可避免,但只要在学习和生活中多注意、多留心,纠正不良习惯,坚持健康用眼,就能收获更健康的视力!

(周晓东)

17. 成年人会患近视吗

成年人由于眼球发育已完善，视力趋于相对稳定的状态，一般来说不会患近视，且成年后原有近视度数也不会再加深。但在一些特殊的情况下，成年人也会患上近视，近视度数在成年后依然可能加深，较常见的原因有以下几种。

(1) 不注意用眼卫生，用眼过度，眼镜度数验配不合适。现代生活方式改变，手机、平板电脑、电脑等电子产品的使用日益增多，成年人近距离用眼的时间越来越多，眼睛长期得不到充分休息，造成成年人近视或近视度数加深现象普遍。此外，眼镜度数验配不合适也会加重近视，一旦发现现有眼镜无法满足视物要求，就应及时进行正规医学验光，更换合适的眼镜，并定期复查。

(2) 病理性近视。与单纯性近视不同，病理性近视的近视度数常不随年龄增长而稳定，病理性近视患者在成年后，近视度数还会进一步发展，而且病理性近视多伴有其他眼部疾病。近视度数越高，发生并发症的概率越大，如青光眼、白内障、黄斑变性、视网膜脱离等。如果不及时进行有效控制，将严重影响视功能。

(3) 糖尿病。当血糖含量达到一定限度时，会引起眼内房水渗透压减低，晶状体处于相对高渗的状态，房水渗入晶状体，晶状体变凸，屈光能力增大，发生近视或原有近视度数升高，视力变差。因此，患糖尿病的成年人需经常关注视力。

(4) 白内障。白内障患者透明的晶状体变混浊，视力随之下降，晶状体密度增大，屈光度升高，导致近视或近视度数加深。

(5) 青光眼。青光眼是一种严重损害视功能的眼病，眼内房水循环发生阻滞，导致眼内压力升高。高度近视容易并发原发性开角型青光眼，两者关系密切。

(6) 眼球挫伤。眼球挫伤后，由于睫状体水肿、调节痉挛、晶状体变凸、晶状体位置前移、角膜水肿导致曲率增加等，会出现暂时性的近视，经积极治疗后多能恢复。

成年人近视会影响工作和生活，需引起重视，尽可能早发现、早治疗。

(周晓东)

18. 早产儿容易患近视吗

目前，随着医学技术的发展，更多的早产儿可以茁壮成长，但可致盲的早产儿视网膜病变和高度近视、远视、斜弱视等问题依然是早产儿眼发育难关。早产儿易发生近视的原因包括:①先天发育不良,较易导致眼轴发育过长;②生存能力低下,在新生儿监护室中要给予吸氧,长时间、高浓度吸氧可引起视网膜水肿、玻璃体液化,使眼轴变长。

早产儿的父母在平时生活中应多注意观察宝宝的视力发育。如果宝宝有以下表现,应尽快去医院进行眼科检查:①宝宝对光线变化或色彩变化反应不大甚至无反应;②当玩具放在眼前时,宝宝不会爬过去玩,特别是 8 月龄以上的宝宝;③宝宝在爬行中遇到障碍物时不会绕行,或经常跌撞,碰到桌椅;④宝宝在 10～12 月龄时喜欢用一只眼看物或近距离看物,不会模仿手势;⑤不追逐光源、人、物体,或是表现迟钝;⑥对室外行走表现出恐惧,走路很慢,不喜欢看图画书等。

早期视力筛查和及时的规范治疗是避免早产儿眼病继续恶化,或变为低视力甚至致盲的关键,治疗越早、效果越好。我们应做到早预防、早发现、早治疗,共同守护早产儿宝宝的视力!

(周晓东)

19. 近视可以用药物治疗吗

目前,治疗近视的手段主要是配戴框架眼镜、角膜接触镜以及进行屈光手术。但这些治疗手段不能延缓眼轴的延长及相关病理改变,而高度近视又常引起视网膜脱离、继发性青光眼、黄斑变性、白内障等致盲性眼病,因此研发能阻止近视发生、发展的有效药物迫在眉睫。目前,研究比较多的药物是阿托品、哌仑西平和消旋山莨菪碱,已取得一定的进展。

阿托品是一种非选择性的毒蕈碱受体拮抗剂,也是研究较多的药物之一。有研究显示,阿托品滴眼液可以延缓近视度数增加,且浓度越高,延缓效果越好,但瞳孔扩大、畏光等不良反应也越明显。此外,长期应用阿托品有可能会使药物的有效性下降,用药停止后可能还会出现近视度数增加更快的现象。目前比较倾向于使用低浓度的阿托品治疗近视。

哌仑西平是一种相对选择性毒蕈碱受体拮抗剂,不良反应较阿托品弱。国外的临床试验表明,它可以延缓近视度数增加,但目前临床上还未有使用。

消旋山莨菪碱是一种我国特有的胆碱能受体拮抗剂,主要用于治疗假性近视,它有良好的安全性和耐受性,少有瞳孔扩大、视物不清、畏光等不良反应,具有一定的临床研究价值和应用前景。

(周晓东)

20. 近视会遗传吗

生活中我们经常发现，父母一方或双方都近视时，其子女患近视的概率要比父母没有近视者高；父母的近视度数越高，其子女患近视的概率越高。我们还会发现，有的人平时很少阅读，也没有过多近距离用眼，却会近视；而有的人经常近距离用眼却没有近视。

这说明近视具有一定的遗传倾向。对于600度以上的高度近视人群而言，遗传因素在近视的发生、发展中发挥着更重要的作用。高度近视的遗传方式最常见的是常染色体隐性遗传，父母同时为高度近视时，其子女发生近视的概率接近90%；若父母一方为高度近视，其子女发生近视的概率接近50%。此外，病理性近视（成年后近视度数仍然每年持续加深，眼轴长度不断增加，伴有眼底病变发生）也受遗传因素影响，存在发病聚集性较高的家系。国内外研究已经发现了数十个病理性近视相关基因，具有这些基因的人群及其后代比正常人群更容易发生近视。可以预见，今后针对这些基因的精准治疗，将会是近视尤其是病理性近视防治的一个方向。

防治高度近视的关键在于减少遗传因素的影响，高度近视人群应注意优生优育。在产前检查中进行基因筛查，可以提前发现子女出现近视的高危因素，进而给予相应干预，减少近视遗传的概率和风险。

（周晓东）

21. 父母都不近视，为什么孩子会高度近视

高度近视，又称进行性近视，随着患者年龄的增长，眼睛前后轴不断加长，眼球后部扩大，伴有眼底脉络膜视网膜的退行性变化，部分患者戴眼镜以后视力也难以矫正到正常，视力逐渐减退，以至发生严重视物障碍。

近视的发病与遗传有一定关系，同时也受后天环境因素的影响。高度近视是常染色体隐性遗传病，当相关的一对基因都是本病的致病基因时才发病。如果其中只有一个基因是致病基因，而另一个基因是正常的，则不发病，为致病基因携带者。如果父母双方都不近视，但他们都是高度近视基因的携带者，他们本人不会表现出高度近视，但他们的致病基因会遗传给后代，若后代同时具备了一对致病基因，就会表现为高度近视。

（朱梦钧　柯碧莲）

— 专家简介 —

柯碧莲

柯碧莲，主任医师、教授、博士生导师，上海交通大学附属第一人民医院视光/屈光/眼表科主任。

中华医学会眼科学分会视光学组委员，上海市医学会视光学专科分会委员，上海市医学会眼科专科分会视光及屈光手术学组副组长。

擅长视光及眼表领域，在青少年近视的防控、屈光手术及角膜移植方面经验丰富。

22. 视力不好一定是近视吗

对于青少年而言，绝大部分的视力下降的确是由近视造成的，但还有很多其他因素。眼睛的主要功能是视物，外界物体反射的光线通过眼球的屈光系统在视网膜上成像，凡是对清晰成像有影响的因素都会造成视力不正常。眼屈光问题中，度数较高的散光、远视、斜视及弱视也会影响视力，很多眼部疾病或全身性疾病也会影响视力，如眼外伤、先天性白内障、先天性青光眼、上睑下垂、泪道畸形、泪道堵塞。因此，视力不正常并非一定就是近视。当孩子首次反映视力不良或体检发现视力不达标时，家长最好带孩子去医院眼科或专业的眼视光中心进行检查。眼部疾病或全身性疾病引起视力下降时，要在治疗疾病的基础上进行视力的提高；若排除了其他眼部疾病或全身性疾病，则需要通过散瞳验光来明确诊断屈光不正的问题。如果不查明具体原因就给孩子配戴近视眼镜，不仅不能矫正视力，还可能延误视力恢复治疗的最佳时期。

（刘慧颖　柯碧莲）

23. 频繁使用电子产品容易造成近视吗

随着社会发展进步，各种电子产品充斥着每个家庭，改变着青少年的学习、生活方式。学校布置的课外作业有时需要通过电子产品（如平板电脑、手机、电脑）接收或完成；许多家长喜欢在电子产品上下载各种学习软件，让孩子学英语、读电子书或观看教学视频等；青少年的业余生活也包括打电子游戏、观看动画片等。青少年长时间看电子屏幕，很容易出现眼睛发红、干涩、有异物感、视物模糊、眼部胀痛等不适，严重者还可出现全身症状，如恶心、呕吐、肩颈酸痛甚至神经衰弱等。这种由于长时间操作视频终端并注视屏幕所出现的一系列症状，在医学上被称为“视频终端综合征”。

研究表明，使用电子产品是引起近视和导致近视度数加深过快的危险因素。使用电子产品年龄越早、每天使用时间越长，青少年出现近视和近视度数加深的概率越大。青少年和儿童易沉迷于电子产品，导致用眼过度，而平板电脑、手机、电脑等屏幕相对比较小，眼睛长期聚焦在一个点上，会使双眼持续处于紧张状态，睫状肌不能放松而呈痉挛状态，引起视疲劳。视疲劳产生后，会对视力造成损伤，如果未得到及时缓解，就会造成假性近视，长此以往，会变成真性近视。此外，电子产品屏幕发出的频繁闪烁、明暗变化、色彩艳丽的光线会刺激视觉系统，使其易向近视方向发展。

家长应引导孩子正确使用电子产品，每使用 35～40 分钟后休息 5～10 分钟。有专家建议“20 - 20”制，即看电子产品 20 分钟，眨眼 20 秒。此外，家长还应鼓励孩子在放学后和周末积极参加户外运动，如放风筝、打羽毛球、踢足球等，让眼睛得到充分放松。

（周晓东）

24. 近视后一定要配戴眼镜吗

近视后是否需要配戴眼镜，需要在综合屈光度数、双眼平衡、眼位、调节等多种因素后决定。近视后如果不配戴眼镜会看不清远处的目标，习惯性眯眼、皱眉视物容易产生视疲劳。长此以往，上下眼睑长期压迫眼球，会出现散光，影响学习、工作和外貌，亦会加快近视度数增长速度。

如果能同时满足裸眼视力在 0.8 及以上、近视为 75 度以下的轻度近视这两个条件，可暂时不戴眼镜；但如果存在外隐斜，就需戴镜。中、高度近视者，配戴合适的眼镜能改善视觉质量。度数大于 600 度时，首次选配眼镜不要求度数全部矫正，以耐受为宜，适应后再予以全矫。散光矫正的原则是——无症状者不配镜，有症状者即使度数较低也应验配。高度散光可先低配，适应后再逐渐调整。

配镜后是否一直要戴，要依每个人具体的调节力而定。调节力强者，可以看远时戴，看近时摘；调节力差者，则看远、看近都要戴。

（石广森　柯碧莲）

25. 戴眼镜会使近视度数加深吗

有很多家长对孩子戴近视眼镜心存顾虑，认为戴上眼镜后度数会越来越深，无视孩子视力差、经常眯眼等情况，宁可眼前一片迷糊，看不清东西，也不愿意配戴眼镜。

其实这是一种误解，这种顾虑是没有科学依据的。人的眼睛就像是一台照相机，照相机在拍照的时候需要对焦，这样才能拍出清晰、漂亮的画面。人眼也一样，近视的人在调节静止时，5 米外的平行光线经过角膜、晶状体、玻璃体的折射后聚焦在视网膜之前，没有在视网膜上形成一个点，而是形成一个弥散的环状区域，从而影响视物的清晰度。近视却没有戴眼镜，为了看清物体，人眼也需要调焦，而看近物时不用调节，但为了保持双眼单视，两眼的视轴一定要集合起来，集合与调节的关系失调，可引发调节紧张性或痉挛性视疲劳，或眼肌肌力不平衡的肌性视疲劳。眼睛长时间处于疲劳状态，睫状肌过度痉挛，可导致近视度数加深。有些近视者在长时间看书、写字或近距离用眼的工作后，会出现看字迹模糊不清、头痛和眼眶胀痛等不适，重者可伴失眠、眩晕、恶心等症状；亦有儿童产生厌学情绪，注意力不集中，反应迟钝，缺乏兴致，学习成绩下降。因此，戴经过科学验配的合适的眼镜，有助于双眼获得清晰的物像，能够良好地矫正视力，有效地缓解视疲劳等不适。

近视的发展是一个多因素综合作用的结果，“戴眼镜会使近视度数加深”的说法是没有科学依据的。

（周晓东）

26. 近视与饮食习惯有关系吗

合理的膳食结构对保护青少年的视力有重要的作用。“1 分预防胜过 10 分治疗。”因此，青少年在注意用眼卫生、养成科学用眼习惯的同时，坚持吃一些有益于眼睛正常发育的食物，也有助于视力的保护。

不利于保护视力的饮食习惯有以下几种：①吃得过甜。饮食过甜会大量消耗体内的维生素 B_1，降低体内钙质，使眼球壁弹性减弱，眼球容易扩张，眼轴延长，导致近视。同时，血糖含量增加会引起晶状体渗透压相对增高，房水进入晶状体，使晶状体变凸，引起近视。②吃得过精。长期吃精细食物，容易造成机体缺乏元素铬(主要存在于粗粮、红糖、蔬菜及水果等食物中),使晶状体变凸、屈光度增加,产生近视。③吃得过软。咀嚼被誉为另类的"眼保健操",多吃胡萝卜、黄豆、水果等耐嚼的硬质食品,增加咀嚼的机会,有助于保护视力。

此外,叶黄素对眼睛的作用是抗氧化和光保护作用,能保证视网膜的正常代谢,摄入过少可导致近视,应多吃新鲜绿色蔬菜和柑橘等水果;蛋白质、钙、磷是增强巩膜韧性的重要物质,能防止近视的发生,应多吃肉类、鱼、蛋、奶等。要有意识地改变不良饮食习惯,调整不科学的膳食结构,多增加"养眼"食物的摄入量,对防治近视会产生事半功倍的效果。

(周晓东)

27. 做眼保健操能否控制近视进展

眼保健操是我国开展持续时间最长、最普及的学校公共卫生运动。最初是刘世铭根据中医学经络、推拿理论,结合体育医学自创的一套眼部保健按摩操。眼保健操通过对眼部周围穴位的按摩,使眼内气血通畅,改善神经营养。它可以提高人们的眼保健意识,调整眼及头部的血液循环,调节肌肉,改善视疲劳。

目前的研究认为,近视进展的机制和视网膜离焦、视网膜周边远视性离焦、形觉模糊有关。眼保健操不能从这些近视进展的科学理论上得到支持。但是我们也应承认,眼保健操通过按摩眼周穴位,可改善局部血液循环,对减少眼部疲劳还是有帮助的。

(吴良成)

28. 各种近视矫正方法有什么利弊

矫正近视的方法可以分为:非手术方法和手术方法。

(1) 非手术方法,即用凹透镜矫正,镜片分为框架眼镜和角膜接触镜。矫正近视的凹透镜片度数的选择原则是:在获得正常视力(1.0～1.2)或最满意的视力(即矫正视力不到1.0时的最佳视力)的凹透镜片中,选度数最小的作为该眼的矫正度数。适当度数的凹透镜除提高视力外,还可恢复调节与集合的平衡,缓解视疲劳,预防或矫正斜视或弱视,减低屈光参差,有利于建立与发展双眼同视功能。框架眼镜矫正近视的优点是方便和安全,缺点是如果度数较高会影响美观和舒适度。角膜接触镜可分为软性角膜接触镜和硬性角膜接触镜。软性角膜接触镜的优点是舒适、方便、适应期短；缺点是散光矫正效果不理想，镜片透氧性差，容易缺氧，而且镜片容易蛋白质沉着；造成角膜擦伤和过敏。硬性角膜接触镜采用特殊高透氧材料制作，优点是可以矫正散光，矫正光学效果好，不易引起缺氧；缺点是舒适性差，适应期长。

(2) 手术方法。眼的屈光系统中最重要的是角膜和晶状体，手术可以分为角膜手术和眼内手术。目前已广泛开展的角膜矫正手术包括准分子激光屈光性角膜切削术(又分为表层激光手术和板层激光手术)和小切口全飞秒激光角膜基质透镜切除术。眼内手术包括晶状体置换术和人工晶状体植入术，主要用于超高度近视患者。

(吴良成)

29. 渐进多焦点镜片能否控制近视进展

渐进多焦点镜片，简称为渐进片。镜片的上半部设计成远用的矫正光度，镜片的下半部设计成近用的矫正光度，上下部分之间被设计为一个连续的加光部分，使得使用者在从远距离经过中间过渡直至近用视点的连续范围内，都能获得清晰的视力。渐进片最初的设计目的是用于老视患者，避免老视患者在看远、看近时需要更换不同的眼镜。

曾经认为，近视的发生和眼球调节过度有关，长时间近距离用眼，睫状肌张力持续增加，持续调节，晶状体曲率增加，近视度数加深。同时，睫状肌持续紧张，脉络膜受到牵拉延长，血容量随之下降，逐渐失去固有弹性和缓冲功能，继发营养不良和萎缩。弹性减弱的巩膜也随之开始变形，眼球后极延长，近视度数加深。根据这一理论，渐进片远用区充分矫正近视，而近用区近视欠矫，这样可减少人眼睫状肌的持续紧张，减少调节，达到控制近视进展的作用。

但现在认为，近视患者不存在调节过强，相反，绝大多数是由于睫状肌功能不全、调节力减弱导致。因此，渐进片对控制近视进展的作用十分有限，只是对部分内隐斜的近视患者或者看书时习惯低头的儿童有较好的疗效。

(吴良成)

30. 有晶状体眼人工晶状体植入术是什么

有晶状体眼人工晶状体植入术矫正近视的原理是，在角膜和晶状体之间人工植入一个凹透镜,达到矫正近视的目的。因不对患眼的屈光介质进行直接的人为改造,患者术后视觉质量可得到保证甚至提高。另一方面,若术后发生严重的并发症,或因其他眼病的治疗需要,可以取出人工晶状体,手术安全性有一定的保障。有晶状体眼人工晶状体植入术可以分为房角固定型、虹膜固定型和后房型,后房型更具有生理性,对角膜内皮损伤也最小。目前,房角固定型和虹膜固定型已经基本不应用。

从理论上讲,有晶状体眼人工晶状体植入术可以矫正的屈光度数范围,是1 000度以下的远视和2 000度以下的近视(根据不同产品选择),但实际上多用于超过1 000度的近视以及角膜厚度较薄的中低度屈光不正且不适于行准分子激光屈光性角膜切削术者。屈光状态不稳定、晶状体混浊或有葡萄膜炎并发白内障病史、青光眼、角膜变性、外伤致角膜形状改变、瞳孔直径偏大等患者均不宜选择该手术。

有晶状体眼人工晶状体植入术的并发症除出血和眼内感染外,还有角膜内皮丢失、白内障形成、青光眼和人工晶状体偏移等。另外,高度近视本身固有的并发症仍是存在的,如眼底出血、玻璃体混浊和视网膜脱离等。因此,手术前必须进行仔细检查和评估。

(吴良成)

31. 后巩膜加固术是什么

后巩膜加固术是针对病理性近视的一种手术。后巩膜加固术是用异体巩膜、阔筋膜或生物材料等加固和融合后部巩膜的一种手术方法,目的是控制和减少近视度数的加深,达到稳定近视度数、阻止黄斑及后极部视网膜变性发生和发展的作用,从而挽救部分进展迅速的高度近视患者的视功能。后巩膜加固术治疗病理性近视的效果已得到实验室和临床研究的证实。

后巩膜加固术适用于近视度数在800度以上,且每年进展50～200度的进展性近视患者。800度以下的中度和低度近视及有严重后巩膜葡萄肿、青光眼、既往有视网膜脱离史、眼部慢性炎症史者,一般不宜选择后巩膜加固术。但父母有病理性近视的青少年,如果早期出现近视,且每年进展显著,也可考虑后巩膜加固术,以控制近视进展。

(吴良成)

32. 超高度近视如何矫正

超高度近视通常指 900 度以上高度近视，超高度近视给人们带来了非常大的烦恼，甚至连饮食都受到限制，不能参加强度较大的体育锻炼，还可能引发视网膜脱离、白内障、黄斑出血和黄斑变性、玻璃体液化变性、青光眼等诸多并发症。

超高度近视的矫正和一般近视的矫正有所不同。应用普遍的框架眼镜对超高度近视的矫正不十分理想，一方面，由于凹透镜的缩小作用，患者的眼睛在戴上框架眼镜后会显得小，影响美观；另一方面，镜片的重量也影响了舒适性，更为重要的是镜片的棱镜作用和像差容易使患者产生眩晕的感觉。超高度近视患者配戴框架眼镜，往往不能耐受实际度数，不得不采取低矫的妥协方法。矫正超高度近视建议配戴角膜接触镜，特别是硬性透气性角膜接触镜。硬性透气性角膜接触镜的透氧性高，护理简单，可以矫正散光，光学效果好。

应用准分子激光屈光性角膜切削术矫正超高度近视是一项挑战。由于这类角膜手术是以牺牲角膜厚度为代价来矫正近视，术后也影响了角膜的生物力学稳定性，圆锥角膜或扩展性的角膜病变是超高度近视角膜激光手术后一种灾难性的并发症。除此以外，术后也容易引起光晕、眩光等并发症。

眼内手术包括晶状体置换手术和有晶状体眼人工晶状体植入术，在术后视觉质量上较其他手术具有显著优势。但固有的眼内手术并发症，如感染和青光眼，限制了眼内手术在超高度近视矫正中的应用。另外，超高度近视患者即便施行了手术，其近视相关并发症仍然存在。因此，术前全面的眼底检查和术后长期随访非常重要。

（吴良成）

33. 如何选择一盏护眼 LED 台灯

首先，不要过分强调"无蓝光"。虽然研究认为，蓝光容易引起视疲劳，是引发黄斑变性的危险因素，但蓝光在调节睡眠等方面是有益的，没有蓝光也会影响色觉感知。自然光被认为是最健康的光源，一盏好的发光二极管(LED)灯所发出的光应该无限接近自然光。

色温可用于区分光源的光谱成分。色温高，表示短波成分多一些，光线偏蓝绿色；色温低，表示长波的成分多一些，光线偏红黄色。一些常用光源的色温为：

标准烛光为 1 930 开;钨丝灯为 2 760～2 900 开;荧光灯为 6 400 开;闪光灯为 3 800 开;初升阳光为 5 000 开;蓝天为 10 000 开。初升太阳的非直射光线被认为是最健康的光源,任何一盏灯,其色温是固定的,代表其光线的光谱构成。一盏健康的 LED 照明灯,其色温应该为 5 000 开左右。

LED 灯光的频闪和波动深度也是需要考虑的因素。研究表明,100～120 赫的荧光灯光源可导致脑细胞受损。增加频闪可以减少视疲劳、头痛和其他视觉综合征发生。在相同的频闪基础上,波动深度(明暗高峰比)如果达到 50%,人眼会非常疲劳。波动深度越大,越容易疲劳。国家规定的灯光频闪标准为 20 000 赫,波动深度在 50%以下。

台灯的亮度可因人而异,可以自己调整,选择自己认为最舒适的亮度。此外,从近视防护角度看,周边视网膜近视性离焦有助于近视防控。因此,LED 台灯照射范围要广,照明要覆盖整个书本。最好配合房间照明,这样房间内的其他物体会形成周边视网膜近视性离焦。

(吴良成)

34. 近视患者在生活中有哪些优势

许多近视患者对近视感到烦恼,在生活中存在看远模糊、需要戴眼镜等不便之处。但正如辩证法所述:任何事物均有两面性。近视有不便的一面,也有优势的一面。近视是人类对知识社会的适应性进化,也具有许多优势。

首先,近视患者不易产生弱视。远视患者,特别是高度远视患者看远、看近均不清晰,容易造成弱视,而近视者至少看近时是清晰的,不容易造成弱视。其次,近视患者看近更清晰,这使得近视患者特别适合某些近距离用眼的工作,比如钟表修理等。再次,近视患者老花症状相对出现较迟。随着年龄的增长,睫状肌功能下降,远视患者或者正视人群看近处时睫状肌收缩不足,看近模糊,容易出现头晕、眼胀等症状;而近视患者这些症状相对较轻,特别适合当今社会许多持续近距离用眼作业,如使用电脑等。此外,近视患者也不容易出现某些眼病,如缺血性视神经病变、闭角型青光眼等。

从另一个角度来说,近视患者配戴一副合适的眼镜,不但可以掩盖某些眼部和眼周的缺陷,如眼袋、色素痣等,还能给人一种儒雅的感觉。因此,近视患者完全不必自卑,要认识到在生活中也有自己的优势。

(吴良成)

远视

35. 远视有哪些危害

远视是平行光线进入眼内后，在视网膜之后形成焦点，外界物体在视网膜上不能形成清晰的物像。远视者主观感觉看远模糊、看近更模糊。

轻度的远视能被眼的调节功能克服而不表现出症状。中重度远视在青少年时症状可不明显，成年后调节力逐渐减弱，不足以矫正屈光异常，而需靠增大物像来辨认物体，即看物体时眼睛凑得很近。这样就需要高度使用调节和辐辏，可迅速引起视疲劳。表现为视力模糊，眼球沉重有压迫感、酸胀感，眼球深部作痛，容易结膜充血或流泪，或有不同程度的头痛，头痛部位多在额部或眼眶上部，有时会引起肩胛部不适、偏头痛，甚至出现恶心、呕吐等症状。若闭目休息暂停用眼或戴上合适的凸透镜后，症状即可消失或明显减轻；但若再继续阅读或书写等近距离用眼时，又会出现同样的视疲劳现象。远视患者往往通过调节来获得较满意的视力，同时必将伴随过度的集合，这样就会牺牲双眼单视，以便取得单眼的视物清晰，养成一眼（视力较好的一眼）单视而忽视另一眼的习惯，因此易形成内隐斜或内斜视。如果不及时戴镜矫正，还会影响双眼视觉功能的发育，造成弱视。

（朱剑锋）

36. 儿童远视是否正常

儿童的远视和近视一样，都属于屈光不正的一种。据估计，90%以上的学龄前儿童都存在远视问题。其中，大部分属于生理性远视，随着年龄增长，远视度数可逐渐减少，无需矫正。但也有 20%～25%的远视是病理性的，比如有些儿童由于遗传和外界环境影响，造成眼球发育落后或停止，形成远视。

儿童的眼睛调节力强，可以使用调节力克服屈光缺陷，即使有轻度或中度远视，也可不表现出任何症状，因此远视儿童如果无症状而且未表现出调节、集合的异常，则不需要配镜矫正，只需进行随访观察。对于 0～7 岁的儿童来说，除非表现出视力和双眼视功能的异常或抑制，否则即使显性远视达 200 度都不需要矫正；但当远视度数很高时，调节力不足以矫正屈光异常，就会出现不同程度的看远和看近不清，以及过度调节引起的视疲劳现象。一旦发现儿童出现明显的远视或合并散光、斜视，均应进行散瞳验光，验配一定度数的镜片进行矫正。7岁之后，如果远视症状依然明显，可给予正镜片矫正。但一般主张保守观察，如果都给予全矫，会由于习惯性的调节而出现视物模糊。

（朱剑锋）

37. 远视与“老花眼”有区别吗

远视与“老花眼”是不同的。但两者屈光状态都是焦点落在视网膜后，导致视网膜上所成的像模糊不清，因此都可戴凸透镜矫正，使焦点落在视网膜上从而看清物体。“老花眼”症状出现的早晚受原有屈光状态的影响，未行矫正的远视者发生较早，近视者发生较晚。

(1) 远视：在眼的调节静止状态下，外界平行光线经过眼的屈光系统后，聚焦于视网膜之后的一种屈光状态称为远视。远视者视网膜上的成像是模糊不清的，因此典型的远视者视远不清，视近更不清。远视主要由眼轴相对较短或眼球屈光系统的屈光力较弱所致。婴幼儿时期由于眼球小、眼轴短，可导致生理性远视；后天的眼部病变，如无晶状体眼等，也可导致远视。眼轴越短，远视程度越高。

(2) “老花眼”：“老花眼”是一种生理现象，不论原有屈光状态如何，均有可能发生。人眼在看近物时需要启动调节功能，睫状肌收缩、悬韧带放松、晶状体凸度增加、屈光力增加，使焦点落在视网膜上，从而看清近物。随着年龄增长，在40～45岁时，眼球的晶状体开始逐渐硬化，弹性减弱，睫状肌的收缩能力逐渐降低，从而引起眼的调节功能逐渐下降，这种由于年龄增长所致的生理性调节功能减弱就称为老视，俗称“老花眼”。老视者会有近距离阅读或工作困难，常伴视疲劳。老视者初期常需要将目标放得远些才能看清，尤其是光线不足时，为了看清近目标需要增加调节，常产生因睫状肌过度收缩和相应的过度集合所致的视疲劳症状，如眼球有压迫感或眉弓处有压痛等。

（郑　琦）

—— 专家简介 ——

郑　琦

郑琦，上海健康医学院视光系主任、副教授，高级验光技师。

上海市医学会视光学专科分会副主任委员，全国验光与配镜职业教育教学指导委员会委员，眼镜验光员国家职业技能鉴定考核鉴定员。

38. 远视的类型主要有哪些

按解剖特点分类，远视可分为轴性远视和屈光性远视。

（1）轴性远视：由于眼轴相对较短所致的远视，是形成远视的最常见原因。包括以下两种情况。①生理性眼轴缩短。成人正常平均眼轴长为 24 毫米；新生儿眼球小，平均眼轴长为 16 毫米，几乎都是生理性远视，随着发育，眼轴逐渐延长，16 岁左右时多变为正视。这种变化过程称为正视化。②病理性眼轴缩短。如果发育受到影响，或发生病理情况，如眼肿瘤、眼眶炎性肿块等，会使眼轴不能到达正常长度。

（2）屈光性远视：由眼球屈光系统的屈光力下降所致。包括以下三种情况。①指数性远视。眼球一个或多个屈光系统组成成分的屈光指数发生变化，如晶状体变化、老年晶状体生理性变化等，导致远视。②曲率性远视。眼球屈光系统组成成分表面的曲率半径增大、弯曲度变小、屈光力下降，如先天性扁平角膜、外伤或角膜疾病所致角膜变平等。③屈光系统组成成分阙如，如无晶状体眼或晶状体向后脱位，出现高度远视状态。

按远视程度分类，远视可分为轻度、中度、高度远视三类。①轻度远视：低于 300 度。②中度远视：300～600 度。③高度远视：高于 600 度。

按调节状态分类，远视可分为以下几种。①隐性远视：是指在未行散瞳验光（睫状肌麻痹验光）时不会被发现的远视，这部分远视为调节所掩盖。如果使用睫状肌麻痹剂验光，则可以暴露这部分远视。②显性远视：是指在未行散瞳验光时可以表现出来的远视。③全远视：是指在睫状肌麻痹状态下所能接受的最大正镜的度数，是总的远视量，即显性远视与隐性远视的总和。④绝对性远视：是指在未行散瞳验光时矫正至正视的最小正镜的度数，是调节所无法代偿的远视，即超出调节幅度范围的远视，只能通过镜片矫正。⑤随意性远视：是指在未行散瞳验光时可以被发现的远视，是由自身调节所掩盖的远视，即显性远视与绝对性远视之差值。

（郑　琦）

39. 远视主要有哪些表现

(1) 视力障碍:远视的视力好坏与远视程度及年龄密切相关。①轻度远视。在幼儿及青少年时期,由于眼调节力强,远、近视力均可正常;对中年人来说,由于眼调节力减弱,可能远视力尚佳而近视力下降。②中度远视。在年龄小时,由于眼调节力强,可能远视力尚佳而近视力下降;在年龄大时,由于眼调节力不足,远、近视力均减退。③高度远视。远视力和近视力均下降,常伴有斜视与弱视,应早期发现、及时矫正治疗。

(2) 视疲劳:远视患者为了获得清晰的视力需经常运用调节功能,视近物时,除了正常的视近调节外,还要增加矫正远视的调节力,容易引起视疲劳,常表现为视物模糊、眼球有沉重和酸胀感、眼眶和眉弓部胀痛、头痛甚至恶心、呕吐,在长时间阅读及近距离用眼工作时上述症状更为明显,休息后症状减轻或消失。中、轻度远视者利用其调节能力可获得清晰的视力,但由于频繁或过度使用调节,易出现调节性视疲劳。高度远视者视疲劳反而不明显,因为远视度数太高,患者无法使用调节来代偿。有时患者远视程度并不高,但由于身体欠佳或体质虚弱等使调节能力衰退,也可引起视疲劳症状。

(3) 内斜视:远视者为了获得清晰的视力,在视远物时需要使用调节(不需要集合),在视近物时需要使用更多的调节,必然伴随过多的集合,造成调节与集合的联动关系失调,发生调节性内斜视。学龄前儿童患中度以上远视时,常诱发内隐斜或内斜视。

(4) 屈光性弱视:通常发生在高度远视且未在 6 岁前给予适当矫正的儿童。

(5) 其他:远视者的眼底常表现为视盘较小、色红、边缘不清,血管充盈、迂曲,度数较高的远视者眼球较小,常伴有前房浅、房角窄,容易发生闭角型青光眼。

(郑　琦)

40. 远视者需要戴眼镜吗

远视是否需要戴眼镜进行矫正要根据患者的年龄、视力情况、有无视疲劳症状决定,不能一概而论。日常生活中人们常用的眼镜有框架眼镜和角膜接触镜。对 7 岁以下患儿来说,轻度远视(小于 300 度)是生理性的,若无症状,可不配戴眼镜;若有视疲劳和内斜视,即使远视度数低,也应配戴眼镜。远视要配戴凸透镜矫正,中度远视(300～600 度)或中年以上远视者,应配戴眼镜矫正视力,消除视疲劳,防止内斜视发生。儿童尤其是伴有弱视及调节性内斜视者,必须在散瞳验光后,配戴足矫眼镜,同时进行视觉训练,并定期检查、验光,更换合适度数的眼镜。因为随着眼球的发育,儿童的生理性远视会逐渐过渡到成人的正视,远视度数逐渐减小,所以眼镜度数也要不断调整。因此,正确配戴眼镜是提高远视者视力、消除视疲劳、治疗儿童弱视及调节性内斜视的有效方法。

(赵世红)

41. 远视如何矫正

远视的矫正方法可以是配戴框架眼镜、角膜接触镜和进行屈光手术等。对于幼儿及青少年,应使用散瞳验光,成年人一般可小瞳验光。

(1) 配戴框架眼镜矫正。正确配戴眼镜是提高远视患者视力、消除视疲劳、治疗儿童弱视及调节性内斜视的有效方法。

(2) 配戴角膜接触镜矫正。角膜接触镜矫正远视的机制同框架眼镜相同。角膜接触镜是戴在人眼角膜上的,具有视野宽阔、放大倍率小、棱镜效应轻、球面像差和色散少等优点。尤其适合严重屈光参差、单眼无晶状体者配戴。

(3) 进行屈光手术矫正。随着科技的进步,屈光手术也越趋成熟,具体手术方式有:表层角膜镜片术、准分子激光屈光性角膜切削术、小切口全飞秒激光角膜基质透镜切除术等。对于有手术需求且符合手术适应证的患者,可以考虑进行屈光手术矫正。

(郑　琦)

42. 远视需要散瞳验光吗

幼儿及青少年远视患者,可以通过眼球睫状肌的调节力来部分代偿屈光不正,因此应使用散瞳验光,这样可以消除睫状肌的调节力,从而暴露隐性远视,使验光处方更为准确,避免矫正不足。同时,睫状肌麻痹剂使瞳孔散大,检影时影动清楚易看。

成年人随着年龄增长,调节力逐渐减弱,隐性远视程度逐渐降低,45 岁时几乎全部变成显性远视,可进行小瞳验光(即在自然瞳孔下验光,可用雾视法减少人眼调节)。有视疲劳症状的远视成年人,也可选择散瞳验光。

睫状肌麻痹剂的选择有如下几种:①强麻痹剂,常用1%阿托品滴眼液或眼膏,1日3次,连用3日,能使调节完全静止,但瞳孔恢复需2~3周。②一般麻痹剂,常用0.5%托吡卡胺滴眼剂,于验光前30分钟应用,调节不能完全静止,瞳孔次日即能恢复。③小于6岁的儿童、高于300度的远视及伴共同性内斜视者,需选用阿托品散瞳验光。

(郑　琦)

43. 远视者容易患青光眼吗

远视常伴有小眼球、眼球轴径短、浅前房等,这些解剖结构的特征使远视患者更容易患青光眼。青光眼是一组以特征性视神经萎缩和视野缺损为共同特征的疾病,病理性眼压增高是其主要危险因素之一。当远视者饮水过量、激动、悲伤、熬夜、长时间低头阅读及在暗环境中时间过长等时,都可能导致眼压突然升高、青光眼急性发作。患者发病时会有剧烈头痛、眼痛、畏光、流泪、眼睛因结膜混合充血而呈红色、视力严重减退等,可伴有恶心、呕吐等全身症状。患者常因头痛和呕吐的症状而至神经内科或消化科就诊,从而延误治疗。长期的高眼压会对视力产生不可逆性损害,使视野缩小,甚至失明。因此,远视者应定期检查,监测眼压,日常生活和工作中应避免能促使眼压增高的因素,一旦发生青光眼症状,应及时就诊;若确诊为青光眼,应在医生指导下尽快应用全身或局部药物降低眼压;若眼压恢复正常,应定期随访,监测眼压;若应用药物也不能控制眼压,应及时进行手术治疗,保护视功能。

(赵世红)

44. 远视的儿童为什么容易患内斜视

远视的孩子容易发生内斜视,这种内斜视与眼的调节和集合有密切关系。人眼在看近物时,必须增加屈光力,才能使外界物体反射的光线在视网膜上成像,物体离眼球越近,所需使用的屈光力越大,这个过程是靠眼球的睫状肌收缩、晶状体悬韧带放松、晶状体向前凸来完成的,这种功能称为调节。为了看清近处的物体,双眼的内直肌必须同时收缩使两眼向内转,也就是向鼻尖方向集中,这样才能使物体的影像恰好落在双眼视网膜上,这种能力叫集合。调节和集合是互相依存的。人类为了保持双眼单视，逐渐形成了调节和集合两者相互搭配的联动关系。过度调节可伴随过度的集合，当双眼调节增加时集合也增加，过度和持续的集合是内斜视的诱因。

远视眼患者的眼轴（前后轴）相对较短，因此物像会落在视网膜后。为了让物像落在视网膜上，必须使用过多的调节来增加屈光力，伴随着调节的增加，必然也会发生过强的集合，久而久之就会发生内斜视，医学上称之为调节性内斜视。这类斜视是由远视屈光状态引起的，因此内斜视的儿童一定要在麻痹睫状肌、放松调节后进行散瞳验光，并尽早矫正远视，配戴远视眼镜，这样才能使内斜视逐渐缓解。

（朱剑锋）

45. 远视会引起视疲劳吗

在信息高速发展的今天，眼睛是人们获取信息最重要的器官，也是最容易疲劳的器官。人们除了阅读书籍，还要使用电脑、手机等，甚至连走路、乘车也不让眼睛休息。长此以往，双眼会出现干涩、胀痛、视力下降等。其实对于这类患者，造成眼睛不适和视力下降的根本原因就是用眼过度，从而产生视疲劳。远视患者更易产生视疲劳，表现为阅读或近距离用眼工作不能持久，甚至可出现眼球、眼眶胀痛，视力模糊等症状。

积极参加户外活动、作息时间规律、避免长时间近距离用眼、不在走路和乘车时阅读、在阅读间歇向远处眺望以放松眼睛、配戴合适度数的眼镜矫正远视等，都是消除视疲劳的有效方法。

（赵世红）

散 | 光

46. 散光是先天的还是后天形成的

如果眼屈光系统表面(主要是指角膜)的屈折率不一致,平行光线进入眼内,不能聚焦成一点,而是弥散四方,就不能在视网膜上形成一个清晰的物像,这种屈光不正称为散光。

角膜表面不同程度的弯曲是规则散光的主要原因,一般是先天的。有些轻度散光仅为25度左右,可能是由上睑压迫眼球所致,属生理性质,一般无需矫正。但如果散光度数较深,用眼时间稍久就会出现头痛、眼睛和眼眶周围酸痛等视疲劳症状,严重时出现恶心、呕吐的情况,甚至影响视力,看物体模糊一片,给工作和生活带来一定的影响时,就应该及时到医院进行矫正治疗。

后天性散光也较常见,多由某些眼病造成的角膜不平等引起。常见原因有:①角膜疾患,如角膜云翳、圆锥角膜、角膜炎及角膜溃疡等。②某些手术,如白内障摘除、角膜移植、斜视矫正、翼状胬肉切除等。③眼睑肿瘤压迫角膜、手指压迫眼球等。此外,晶状体的两主轴不同程度的弯曲、老年性白内障早期屈光指数发生变化等,也是造成散光的原因。

(朱剑锋)

47. 发现散光后必须立即配镜吗

通常我们所说的散光是指规则散光。规则散光是眼睛的一种不正常屈光状态,主要与角膜的弧度有关。规则散光患者看东西时会较难看清细微的景物。而不规则散光成像则更不清晰,往往需要进行激光手术或配戴硬性角膜接触镜进行矫治。如果近视散光在50度以下、轴向在180度,远视散光在50度以下、轴向在90度一般不会影响视力,可以不矫正。但如果患者产生了视疲劳或视力受影响时,即使散光度数低,也应及早配镜矫正。中度以下散光一般可以矫正到正常,而高度散光则较难矫正到良好的效果。特别是高度远视散光,看远和看近都不能依赖调节看清物体,若在幼儿期不尽早矫正,视功能发育就会受到一定抑制,待到长大后再矫正时,矫正视力会不理想,往往形成中度弱视。高度近视散光则好一些,虽然看远不清楚,但看近还稍好,视功能还可得到一定锻炼而不至于完全受到抑制,矫正视力通常比高度远视散光要好,但也需尽早配镜矫正。无论何种高度散光,矫正越早,效果越好。因为矫正早不仅能促进视功能的发育,而且物体变形和空间定位的误差反应要小,患者能承受的范围也大。在不影响视力或消除症状的情况下,散光宜作低度矫正,尤其是散光度数较高、轴向不在正轴径间者,矫正应有所保留,充分矫正将会使患者感到物像的大小和形状非本来面貌,这样会造成空间定位的误差。此外,还需从低度数配起,逐渐适应后,3个月到半年需重新验光配镜。

（朱　煌　朱剑锋）

48. 总是眯眼看屏幕与散光有关吗

当您的孩子常眯眼看电视和电脑屏幕,并且诉说是因为眯着眼睛看更清楚时,您孩子眼睛的屈光状态有可能出了问题。除了有可能存在近视外,您的孩子还有可能患上了散光。散光跟近视、远视一样,同属于屈光不正的表现,可与近视、远视同时存在,或者单独存在。家长们千万不可掉以轻心。散光是可以矫正的,若矫正治疗不及时,除了会引起孩子视物不清外,还会导致弱视和近视的加速发展。家长和幼托机构可以安排孩子进行包含眼科在内的定期体检,散光可以被及时发现。当孩子被检出患有散光时,应该尽早到医院就诊。目前,儿童散光最常用的治疗方法为合理配戴眼镜,其目的是矫正散光、增强视力,还能有效缓解孩子的视疲劳,防止弱视、斜视,特别是近视加速发展。幼托机构和家长应督促孩子按要求配戴眼镜,每学期到医院复查,如果眼镜磨损或度数发生变化,应该及时更换眼镜;除此之外,还应帮助孩子养成良好的用眼习惯,保证治疗效果。

（朱　煌）

49. 孩子总是斜着身子看电视，是否为散光

如果孩子总是斜着身子看电视,有可能是患有斜颈或者斜视,也有可能患有散光。

散光的儿童在视物时,通过某一个角度的代偿可减少角膜屈折程度的不平

衡，感觉向某一个方向注视会相对清晰。因此，散光儿童异常头位或者身位视物非常多见，如低头、抬头视物，侧视、歪头视物等。孩子长期用眼姿势不良，眼睑长时间以固定角度方向压迫角膜，也会使角膜弧度发生改变，产生散光并使散光度数增加。

当然，孩子是否有散光，还需到医院由眼科医生进一步检查明确，医生会在排除斜视和斜颈等其他疾病的基础上，针对具体诊断和病情严重程度，采取合适的治疗方式。

（朱　煌）

50. 散光会加速近视进展吗

众所周知，青少年近视是需要及时治疗的，但人们常对散光的重视程度不够。其实，严重的散光如果不及时治疗，确实会引起并加速近视的发展。散光患者如果长时间用眼，由于要看清物体，眼内睫状肌就会反复过度调节，使睫状肌长时间处于紧张状态，产生视疲劳，睫状肌痉挛会导致假性近视的发生，假性近视若不及时康复，则会发展为真性近视，这就是近视发生的一种学说——视疲劳学说。目前，另一种比较流行的近视发生学说——离焦，也同样可以解释散光会导致并加重近视：散光时，如果焦线的一个点总是成像于视网膜之后，眼球后壁就会主动向后顺延，使眼轴逐渐拉长，近视就会产生并加速进展。因此，散光是近视的加速器，如果青少年患有散光，看不清物体时继续强迫用眼，如通过眯眼的方式来看清物体，会导致散光和近视加重，应尽早到医院就诊治疗。

（朱　煌）

51. 散光度数加深会造成圆锥角膜吗

青少年期的孩子散光度数快速加深，家长们多半以为是孩子学业负担重、用眼多所致，认为让孩子少用眼，少看手机、电脑就能控制，而不会去寻找专科医生诊治。殊不知还有一种更可怕的眼部疾病，在初期也表现为散光度数伴随近视快速加深，这种病就是圆锥角膜。这是一种表现为局限性角膜圆锥样突起，伴突起区局部角膜基质变性、变薄的一种眼病。常造成高度不规则散光和近视，导致不同程度的视力损害。圆锥角膜通常在青春期前后发病，视力进行性下降。发病初始尚可以近视眼镜矫正，之后因不规则散光加重，近视眼镜逐渐难以矫正，往往需要配戴硬性角膜接触镜来防护和增视。圆锥角膜大多与遗传和发育异常有关。

因此，青少年如果出现进行性散光、近视加深时，要警惕圆锥角膜。圆锥角膜的早期发现和确诊非常重要，该病在早期可以采取配戴硬性角膜接触镜、核黄素联合紫外线角膜基质交联或植入角膜基质环的方法治疗，治疗后病情可以稳定。如果圆锥角膜发展到中晚期，圆锥顶部即角膜中央病变区出现混浊、瘢痕时，可能就要进行板层或全层角膜移植手术，但手术供体来源较少、风险相对较大、术后视觉质量相对较差。

（朱　煌）

52. 圆锥角膜能预测吗

圆锥角膜是以角膜扩张、中央变薄向前凸出呈圆锥形为特征的一种眼病。多于青春期双眼先后发病，缓慢发展。有人认为其可能是遗传性发育异常，也有报道称本病与内分泌紊乱和变态反应性疾病有关。

潜伏期的圆锥角膜很难诊断，如果一眼已确诊为圆锥角膜，另一眼再出现屈光不正时，就应考虑圆锥角膜的可能。早期表现为近视度数不断加深，患者需要频繁更换眼镜，没有其他明显的自觉症状，只需配戴眼镜就可矫正。当圆锥角膜进展，锥形前凸、进行性角膜变薄导致角膜形状不规则，出现视力明显下降、单眼复视、暗影、畏光以及眩光等不适时，应配戴角膜接触镜或应用角膜热成形术或角膜移植术。后期角膜结构破坏，形成瘢痕或形成穿孔，视力严重下降，只能通过角膜移植手术治疗。

角膜地形图检查、角膜曲率计、眼前节分析仪等作为检查圆锥角膜的重要手段，在临床上应用广泛。但潜伏期、初期或者是临床诊断为高危的圆锥角膜患者，必须严格随访。

家族内有圆锥角膜、近视和散光进展快速、不明原因视功能下降患者的人群，建议到医院进行完善的检查，早期发现，及时治疗。

（李珊珊　柯碧莲）

— 专家简介 —

李珊珊

李珊珊，上海市眼病防治中心/上海市眼科医院视光中心副主任医师。

上海市医学会眼科专科分会屈光手术及视觉科学学组委员，上海市医学会激光医学专科分会眼科学组委员。

擅长飞秒激光、准分子激光手术和疑难弱视、斜视、屈光不正的综合治疗。

53. 看高楼感觉扭曲是怎么回事

出现看东西扭曲的现象，不能只局限于散光的诊断，建议尽快去医院检查一下眼底，看黄斑和视网膜是否有问题。一些眼内疾病，如晶状体半脱位，眼底黄斑水肿、出血和裂孔，糖尿病视网膜病变、视网膜脱离等都会引起视物扭曲。只有在排除上述疾病后，才可诊断是否为散光引起的视物扭曲。散光时，由于角膜的厚薄不均或角膜的弯曲度不均而使角膜各子午线的屈折率不一致，经过各个子午线方向的光线不能聚集于同一焦点，不能在视网膜上形成清晰的物像，程度严重的散光患者就会发生视物不清和扭曲。

（朱　煌）

54. 散光可以进行手术矫治吗

大多数青年是可以通过手术治疗散光的，但还需要到医院检查眼睛其他方面的条件是否适合手术。假如已经满 18 岁，最近两年近视度数也比较稳定，散光超过 100 度并明显影响视力者，可以考虑进行手术治疗。患者对框架眼镜或角膜接触镜不能耐受，不想使用这两者进行矫正的，也可以考虑进行手术治疗。近视合并散光可以通过手术一并矫正，但要求散光在 600 度以下，同时角膜厚度、眼底状况、眼压等均符合手术条件。手术治疗散光还需要满足以下条件：①有健康的心理状态，有摘掉眼镜的愿望；②眼部没有活动性眼病及眼睑闭合不全、青光眼、白内障、色素膜炎、视网膜脱离、缺血性眼病、单纯疱疹等眼病者。

另外，老年白内障手术时可以通过切口的调节设计治疗部分散光，也可以通过眼内植入散光矫正晶状体来治疗散光。

（朱　煌）

55. 儿童何时可以进行散光检查

7 岁之前，儿童的眼睛发育很快，不必过于着急，只需平时注意孩子有无眯眼、斜视，看东西有无歪头等情况，有的话要到医院检查，没有的话可等到3岁左右再查视力。儿童视功能的检查、视力的测定会受到年龄的限制。对3岁以上儿童可以采用标准对数视力表（“E”字形视力表），因为这个年龄以后的儿童，大多数可以辨认方向，能够描述眼睛所见到的事物，检查结果相对可靠。但是对于2～3岁的儿童，进行眼科检查通常相对困难，可采用儿童动物视力表，再小年龄者通常用红球等观察儿童视物反应。早产儿或低出生体重儿，发生散光、近视、斜视的风险均很高，最好在3～4岁时做第一次全面的眼部检查，以后每年定期检查1～2次，同时养成良好的用眼习惯。需配戴眼镜者，应由医生检查后配镜。

（朱　煌）

56. 散光度数如何计算

散光度数只有通过验光才能知道，而且每个人的散光轴位都是不一样的。在规则散光中，根据最大屈光力的所在方向，或散光轴位所在方向，可以分为三种。①顺规散光：最大屈光力主子午线在60～120度位置，即散光轴位在160～210度，此种散光对视力的影响相对较小，患者对矫正镜片适应较好，是整个散光体系中最常见的一种。②逆规散光：最大屈光力主子午线在160～210度位置，即散光轴位在60～210度，此种散光对视力的影响较顺规散光大，患者对矫正镜片的适应较差。③斜轴散光：两条主子午线互相垂直，但均不在上述位置范围内，即散光轴位在30～60度和120～150度，在规则散光中，此种散光对视力的影响最大，患者对矫正镜片也最难适应。散光表是检测有无散光以及其轴位数据最常用的工具，一般以25度为计算起点。根据散光的程度分为两种：75度以下为轻度散光，75度以上为高度散光。根据散光程度还可做如下划分：①轻度散光，一般指100度以下的散光。大部分轻度散光者视力不受影响。②中度散光，为100～200度的散光，是可以矫正的。③重度散光，是指200～300度的散光，应进行积极的治疗。④高度散光，是指300度以上的散光，治疗比较困难，如果配戴眼镜矫正效果不明显，可以接受手术治疗。

（朱　煌）

57. 散光度数可以用近视度数来替代吗

散光和近视虽然都属于屈光不正，都可以导致视力下降，但两者的发生机制是有区别的，单纯近视在每个轴向都是一样的度数，而散光是有轴向的，只在某一个轴向上有度数。但是近视通常会伴有散光。

将散光度数折算成近视度数这种做法是错误的，应根据验光结果配戴合适度数的眼镜，同时矫正近视及散光。如果是75度以内的轻度散光，没有看远、看近都不清楚或重影等视力减退现象，且没有视疲劳症状时，可以不处理或将散光度数的一半添加到近视度数上。否则，应配戴柱面透镜片进行矫正。近视性散光用凹柱镜片，远视性散光用凸柱镜片。建议去正规医院检查并及时治疗。

（朱　煌）

58. 散光和近视哪个严重

散光是一种常见的眼科疾病，对视力的影响比较大。散光者不论看远还是看近都朦胧不清，经常要通过改变调节或将眼睑眯起呈裂隙状，使眼屈光系统的焦线距离缩短，以接近最小弥散圈，才能达到视力稍微清晰的目的，但如此调节极易造成视疲劳。视力模糊程度与散光的程度和方式密切相关。轻度散光者视力通常正常，但在看某一距离的物体时可能出现头痛、视疲劳和视力模糊；严重散光者视物不清、扭曲，看远、看近都不是很清楚，近距离用眼工作时间稍长即感眼胀、头痛或视物有重影等。

近视是在调节放松状态下，从远处来的平行光线经过眼的屈光系统后，在视网膜之前集合成焦点，在视网膜上形成不清楚的像。近视者远视力明显降低，但近视力尚正常。近视度数较高者，除远视力差外，常由于眼球前后径变长，眼球后极部扩张，出现飞蚊症、夜间视力差、闪光感等症状，并可发生程度不等的眼底改变，如豹纹状眼底、黄斑出血或视网膜下新生血管等，可发生白色萎缩斑，视网膜周边部格子状变性、囊样变性，严重者甚至发生视网膜裂孔和脱离。

因此，近视和散光都是屈光不正的表现，均可引起视力下降，不能简单比较两者的轻重，而应客观对待不同患者的患病情况，采取相应的治疗方法。

（朱　煌）

老视

59. 刚过 40 岁就患“老花眼”，正常吗

所谓“老花眼”，是指成年人随着年龄的增长，逐渐产生近距离阅读或工作困难的情况。“老花眼”在医学上称为老视。老视的原因目前仍不完全清楚，可能与随着年龄增长，眼内晶状体逐渐硬化、增厚，弹性减弱，睫状肌的收缩能力降低有关，造成视物的近点远移。当看近物时，外部物体的影像投射在视网膜时无法完全聚焦，看近距离的物体变得模糊不清。当由看近处物体突然转向远处物体时，会感到眼前发白、看东西不清楚。另外，还会出现在明亮处能看到文字，到较暗的地方读书很吃力的现象，原有近视的人在看近物时往往需要摘掉眼镜。人刚出生时，晶状体的调节能力是最强的，屈光能力可以达到 3 000 度，而到了 40～45 岁，大多数人的眼睛会悄悄出现“老花”。因此，这是人体机能退化的正常表现之一，无需过于担心。

（邹海东）

—— 专家简介 ——

邹海东

邹海东，主任医师、教授，上海市眼病防治中心/上海市眼科医院党委书记，上海交通大学附属第一人民医院眼科中心副主任。

上海市医学会视光学专科分会委员、秘书，中华医学会眼科学分会青年委员、防盲学组副组长，上海市医学会眼科专科分会视觉康复学组组长、青年委员会副主任委员。上海市中医药学会眼科分会副主任委员，上海市中西医结合学会眼科分会副主任委员。

擅长眼病的防盲和流行病学研究，积极参与和组织眼病健康教育宣传工作。

60. 有近视的人就不会患“老花眼”吗

“有近视的人不会老花”，生活中我们经常听到这样的说法。可事实是，近视

的人同样也会“老花”。因为“老花眼”是一个生理性的退变过程，每个人都避免不了，只是时间的早晚问题。正视的人出现老视后，表现为看近物不清，需要配戴老花镜(凸透镜)以帮助眼睛聚焦。而近视的人出现老视后，表现为戴原来的近视眼镜看近物不清楚，需要更换一副近视度数比原来低的近视眼镜来帮助眼睛聚焦(即老视可以抵消一部分近视)。因此，近视的人出现老视后，有可能需要配戴两副眼镜：看远一副(度数较高)，看近一副(度数较低)。

(邹海东)

61. 是不是年轻时视力越好，老视出现越早

何时开始有老视取决于眼睛的调节力。随着年龄的增长，人眼的调节力会逐渐下降，下降到一定程度后，看近物就会变得困难，那个时候我们就是有老视了。在实际生活中，的确会有一些年轻时视力很好的人似乎比别人早一些出现老视的现象，这有两种可能，一种是这些人的调节力下降得比别人更快，在相同年龄的情况下，他们的剩余调节力已经比别人少了，那么就需要早些开始用老花镜；另一种是这些人年轻时虽然视力很好，但也有可能是轻微远视的情况，在这种情况下，他们需要动用一定的调节力来补偿他们的远视度数，保证看远处时为正常，那么到了看近处的时候，他们可以动用的调节力就会少一些。年轻时，这些差异对他们影响不大，但是到了一定年龄以后，他们会比一般人更早出现老视。

(张　铭)

— 专家简介 —

张　铭

张铭，上海依视路光学有限公司全国技术教育经理，资深验光师。长期从事眼镜行业技术培训工作，开发多项技术及销售类培训课程，致力于渐进多焦点镜片在中国视光行业的推广及普及工作。

62. 一直戴老花镜会加深度数吗

“老花眼”常被当成年老的标志。因此，不少 40 岁刚出头的患者出现老视之后，一方面觉得自己“不老”，另一方面因听说戴老花镜会加深度数，于是硬撑着

不肯戴老花镜来矫正视力。事实上，戴老花镜不会加深老视度数，不戴老花镜反而会加重眼睛的负担。如果确诊为老视，不戴眼镜即使能勉强看清近处的文字，也会由于强行调节、睫状肌过度收缩而产生种种视疲劳现象，如头痛、眼痛、视物模糊等。需要提醒的是，配戴老花镜必须经过准确的验光，而且建议每 5 年重新验配。如果戴了不合适的眼镜，只会适得其反，甚至还会掩盖一些眼病，如白内障、糖尿病视网膜病变等。

（邹海东）

弱视

63. 哪些早期症状可预示儿童患有弱视

对于家长来说，了解儿童弱视的判断方法，对儿童弱视的早期发现至关重要，倘若不及早发现、及早治疗，会导致终身视觉缺陷。由于儿童的语言及智力水平仍然比较低，对正常的视力检查还不能领会，不懂表达甚至不合作，且儿童的眼球发育迅速，任何时期都可能发生病变。因此，家长平时的细心观察显得尤为重要，特别是那些本身有眼部疾患的父母。

弱视儿童常见的异常表现有以下几种。①视力减退，重度弱视的视力小于0.1，中度弱视为0.2～0.5，轻度弱视为0.6～0.8。②对排列成行的视标分辨力较单个视标差2～3行。③习惯将玩具拿得很近或近距离看电视。④阅读时常常会看错行，看书、写字时会有相反或倒置的现象。⑤出现动作笨拙、行走蹒跚，较近的距离却不能注意或认出事物及人，反应迟钝。⑥在并不强烈的阳光下会经常眯起眼睛看东西，对光线敏感，经常擦眼睛、流眼泪。

如果孩子出现上述情况，家长一定要引起重视，及时到医院进行眼科检查，早期诊断，早期治疗，争取良好的治疗效果，有助孩子日后视觉发育。

（朱剑锋）

64. 近视和远视都会引起弱视吗

弱视是一种视觉功能发育障碍性疾病。视力低下的原因是视觉系统没有得到正常的发育。弱视发病的常见原因有屈光不正（近视、远视、散光）、屈光参差、斜视和形觉剥夺等。

远视患者视网膜上没有清晰物像的刺激，视觉系统不能得到正常的发育，易形成弱视。一般情况下，这些患者的远视都是与生俱来的。他们在胚胎期，眼球的形状没有发育到正常的水平，其前后径比同龄的正常孩子小一些，屈光能力不足。这类远视合并弱视的患者需散瞳验光，检查出远视及散光的度数，配上合适的眼镜，再结合视觉训练，必要时采用遮盖疗法。

单纯性近视的主要临床表现是看远的时候视力低下，看近的时候视力正常，只要经过屈光矫正，远、近视力都能达到正常水平，且多数具有良好的双眼视功能，有正常的立体视觉。但是少数病理性近视、高度近视以及散光者的单眼视力和立体视觉会受到不同程度的影响，有可能引起弱视。

另外，弱视与近视、远视不同，单纯近视、远视患者戴上合适的眼镜，视力就能达到正常水平。弱视患者的视觉发育没有达到正常水平，刚戴上眼镜时，矫正视力不能达到正常，相对于戴镜之前的视力没有明显提高。戴镜之后，需经过长期的视觉训练，视力才能逐渐提高，有可能达到正常水平。因此，弱视患者不管视力提高与否，都要坚持戴镜。

（朱剑锋）

65. 儿童验光一定要散瞳吗

验光的目的是要了解眼的屈光状态，也就是近视、远视和散光的度数。而眼的屈光度是由角膜的弯曲度、眼球长度及晶状体的屈光度组成。晶状体会随看近、看远发生改变，只有当眼球处于调节静止状态时才能判断屈光状态。年龄越小，调节越强。只有通过点用睫状肌麻痹剂，使瞳孔扩大，才能使调节静止。因此，15 岁尤其是 12 岁以下的孩子验光时需要进行散瞳，这样验光才能准确。

（张　琳）

66. 快速散瞳和慢速散瞳有何区别

验光容易出现误差主要是由于存在调节干扰，调节作用使我们不能查出眼球处于调节静止状态下真正的屈光状态。要想去除眼的调节，需要点用散瞳剂。而散瞳又有快速散瞳和慢速散瞳之分。快速散瞳一般用托吡卡胺滴眼液，每 5 分钟点一次，共点 5 次，休息 10～20 分钟后进行验光，6～10 小时后瞳孔恢复正常。而所谓的慢速散瞳是采用阿托品滴眼液或眼膏，每日 3 次，共 3 天，或每晚 1 次，共 7 次，然后进行验光。其优点是验光准确，缺点是瞳孔的恢复需要 2～3 周，会影响正常的学习和生活。一般来说，对 6 岁及以下、有高度远视或内斜视的儿童，需要使用阿托品散瞳验光。

（张　琳）

67. 儿童弱视是否一定要戴眼镜

弱视，指视觉发育期内由于单眼斜视、未矫正的屈光参差、高度屈光不正及形觉剥夺等引起的单眼或双眼最佳矫正视力低于相应年龄的视力标准，或双眼视力相差 2 行以上，视力较差眼为弱视眼。相关研究认为，3～5 岁儿童视力正常值最低为 0.5，6 岁及以上儿童视力正常值最低为 0.7。若在医院散瞳验光后发现矫正视力低于正常值，应该及时配戴合适的眼镜，使外界物体成像在视网膜上，刺激视觉传导通路正常发育。另外，弱视年龄越小，治疗效果越好；12 岁以后就很难有好的治疗效果了。因此，发现弱视要及时配戴合适的眼镜。

（张　琳）

68. 为什么有些弱视儿童戴眼镜会遮住一只眼

单眼弱视的治疗除了配戴眼镜外，还要设法提高患眼的良性刺激，暂时抑制健眼(俗称“好眼睛”)。主要方法就是部分时间遮盖健眼。这种方法操作简便，可以抑制健眼，强迫多用患眼，使患眼的视力提高更快。另外，还要注意遮盖健眼的时间，避免健眼发生遮盖性弱视，除定期检查患眼的视力，健眼的视力也要检查。

（张　琳）

69. 儿童单眼弱视需要治疗吗

单眼弱视是要治疗的。一只眼视力不好，平时会使用视力好的眼睛，加重了健眼的负担，容易引起视疲劳。另外，患眼长期少用或不用容易引起该眼的斜视。单眼弱视的治疗比较棘手，孩子配合度相对差。为提高患眼的视力，除配戴合适的眼镜，还需要抑制健眼，进行遮盖，达到多用患眼而提高患眼视力的目的。但遮盖健眼后，患儿平时生活和学习较不方便，因此常常自己拿走遮盖片，这就需要家长和老师的协助与配合。如果遮盖健眼的方法遭到孩子的拒绝，可以先采用透光度好的遮盖片遮盖健眼，待患儿逐渐适应后再降低遮盖片的透光性。还可以使用阿托品滴眼液点健眼，使健眼睫状肌麻痹，调节功能丧失，起到抑制健眼、迫使患儿多用患眼的作用。

（张 琳）

70. 弱视患儿的视觉训练何时可以停止

弱视是儿童发育过程中的常见病，弱视儿童经过适时、系统、科学的治疗，有很大机会达到与正常人一样的视力水准。

孩子的视力通过训练达到了 0.8，甚至是 1.0，不代表视力发育达到了最佳。弱视治疗的最终目的不是患眼视力的提高，而是建立双眼视功能。没有建立起双眼视功能的患者，很难保证患眼视力提高后不发生减退。因此，在患眼视力提高到适当程度时，应及时进行双眼视功能的训练。此外，如果原发病症未能彻底去除，过早停止训练有可能导致弱视复发。一般要在矫正视力达到标准后至少坚持训练 6 个月，最好监测孩子的融合能力及立体视觉。

特别提醒

定期复查也很重要，弱视治愈后，需要 1～2 年的随访期。随访期内，患者要定期到医院复查。一旦发现视力减退，应立即去医院进行检查和治疗。

（石广森 柯碧莲）

71. 斜视性弱视患儿需要验光配镜吗

斜视并有弱视称为斜视性弱视，需要去医院进行详细检查，测定斜视度数，并需要散瞳验光，然后制订出正确的配镜方案，配戴合适的眼镜。有些斜视性弱视患者通过配戴合适的眼镜治疗、矫正，斜视逐渐消失或减轻，视力得以提高。

（张 琳）

72. 先天性白内障患儿可以长大后再手术吗

在婴幼儿期，由于先天性白内障、上睑下垂或不恰当的遮盖眼睛等原因使光线不能充分进入眼内，视网膜尤其是黄斑不能接受正常光线刺激而得不到良好的发育，会形成弱视。弱视的治疗越早，效果越好，因此应及时进行先天性白内障或上睑下垂的手术，使外界的光线充分进入眼内，从而使视网膜和黄斑得到有效的光线刺激而正常发育，提高视力。

（张　琳）

73. 弱视患儿验光配镜后需要复查吗

弱视的治疗除配戴合适的眼镜外，还有其他治疗手段。配戴合适的眼镜一段时间后，还要去医院及时复诊，若视力提高不佳，后续治疗手段需要及时跟进，如单眼弱视的健眼遮盖、辅助精细目力训练、视刺激疗法等。随着患儿长大，屈光度数会发生变化，脸型也会变化，镜片、镜架需要及时更换。因此，弱视的治疗不是配一副眼镜就万事大吉了，治疗需要一定时间，也需要经常复诊。

（张　琳）

斜视

74. 斜视患儿首次就诊时应做什么检查

斜视不仅影响美观，还影响视力和双眼视功能，斜视与屈光不正的关系十分密切，如内斜视与远视相关，间歇性外斜视的控制程度也受近视程度影响。未矫正的远视性屈光不正患儿为了看清楚物体往往需要使用过度的调节，使视网膜上模糊的物像变清晰，而调节与集合之间存在内在的联动关系，增加的调节力会诱发集合过量，从而产生内斜视。而近视患儿由于少用调节，可能会加重间歇性外斜视。因此，斜视患儿首次就诊时应先检查视力，若考虑斜视类型与屈光不正有关，则要散瞳验光，配戴合适的远视或近视眼镜治疗一段时间后再决定是否需要手术治疗。其余类型的斜视也需做视力和验光检查，矫正屈光不正，利于斜视术后的双眼视觉形成和发育。

（亢晓丽　韦　严）

— 专家简介 —

亢晓丽　韦　严

亢晓丽，主任医师、教授、硕士生导师，上海交通大学医学院附属新华医院眼科副主任。中华医学会眼科学分会斜视与小儿眼科学组副组长，上海市医学会眼科专科分会斜视与小儿眼科学组组长，上海市医学会视光学专科分会委员，《中华眼科杂志》《中华眼视光学与视觉科学杂志》编委等。

韦严，上海交通大学医学院附属新华医院副主任医师。中国医疗保健国际交流促进会视觉健康分会青年委员，中国女医师协会视光学专业委员会委员，上海健康医学院视光系特聘教师。擅长近视防控、儿童特殊角膜接触镜验配、特殊类型斜视的临床和基因诊断及其他小儿眼病的诊治。

75. 斜视与弱视同时存在时要先治疗哪个

儿童的早期斜视若不给予及时有效的治疗，会造成严重的、不可逆的视觉异常，并且长久的内斜视状态会导致眼外肌、球结膜等的继发改变并增加手术预后的不确定性。因此，对于先天性斜视的患儿建议早期手术，最好在双眼视功能发育成熟之前，即 2 岁前完成斜视矫正手术。同时伴有斜视性弱视的患儿，若双眼视力严重不平衡也会影响斜视术后双眼视功能的恢复，因此术前应进行严格的弱视治疗，开始治疗的时间越早、治疗的疗程越短，治疗效果越好。可以给予遮盖或药物压抑法令患儿保持双眼交叉注视或交替注视，根据患儿是否能够自如地变换注视眼或稳定地用患眼注视目标来帮助判断手术时机。若患儿实在无法配合遮盖，治疗一段时间后患眼的视力不再提高，也可考虑尽早行斜视矫正术，使患眼有更多注视物体的机会，为患眼的视力提高创造条件。

（亢晓丽　韦　严）

76. “斗鸡眼”怎么治疗

“斗鸡眼”又称为内斜视，是儿童常见的斜视类型。内斜视与远视关系密切，受眼球调节状态的影响，未矫正的远视性屈光不正患儿为了看清楚物体，往往需要使用过度的调节，使视网膜上模糊的物像变清晰，而调节与集合之间存在内在的联动关系，增加的调节力会诱发集合过量，从而产生内斜视。内斜视根据发病年龄可分为先天性内斜视和后天性内斜视，先天性内斜视发病年龄在出生后 6 个月内，大多数人认为先天性内斜视是非调节性的，但也有人认为有调节因素混合存在。后天性内斜视根据调节因素所起的作用不同，又可分为调节性内斜视、部分调节性内斜视和非调节性内斜视，具体属于哪一类型需戴镜后观察斜视角度变化确定。因此，内斜视的患儿应先进行充分的散瞳验光，配戴全矫或过矫远视眼镜一段时间后再确定是否需进行手术。很多内斜视患儿，尤其是后天性内斜视患儿可通过戴镜降低调节力及调节性集合，使斜视度减少，不建议直接做手术。即使进行手术治疗，术后仍要综合考虑患者的眼位、视力、弱视程度和调节力情况确定患儿的眼镜度数。特别是对于部分调节性内斜视的患儿，手术仅是解决眼镜不能矫正的斜视部分，术后仍需戴镜矫正调节性内斜视，再根据患儿发育情况逐年降低眼镜度数，以获得最佳的视力和双眼视功能。

（亢晓丽　韦　严）

77. 只通过视觉训练可以治疗斜视吗

斜视的主要治疗方法包括规范的光学矫正、遮盖法治疗弱视和眼外肌手术。

目前，斜视手术方法成熟、成功率高、创伤小、不影响视力，术后一天即可正常用眼。斜视治疗不仅要矫正眼位、改善外观，更重要的是要建立双眼视功能。斜视手术后双眼眼位正常是双眼视功能建立的重要前提。视觉训练是根据视功能异常情况，通过一系列方法，从视敏度、调节和集合功能、眼球运动等多方面进行训练，辅助提高视力、开发视觉潜能、改进视觉功能，从而矫治相应的视功能异常。视觉训练是斜视手术后的有益补充，可更好地促进斜视患者的双眼视功能恢复，并稳定眼位。但视觉训练无法取代斜视手术，不能本末倒置。不进行手术治疗只进行视觉训练会延误手术时机，对患者双眼视功能恢复无益。

（亢晓丽　韦　严）

78. 斜视有什么危害

任何年龄都可能发生斜视，但以儿童发病率最高。导致斜视的原因很多，有先天性的，也有后天性的，如外伤、炎症、肿瘤以及血液循环障碍等。斜视常见的表现形式有内斜视、外斜视、上斜视、下斜视等。斜视可以时时刻刻都存在，也可以时而正位、时而斜视，或仅在疲劳、患病、精力不集中时表现出来，前者称为恒定性斜视，后者称为间歇性斜视。斜视影响外观，斜视患者常被人起外号，难免对患者心理健康造成影响，从而形成孤僻、自卑及反常的心理。据调查，大多数斜视患者容易自卑，并且影响正常的工作和社交。这是大部分斜视患者就医的主要动机。但斜视的危害远不止于此。幼年发病者，由于双眼没有协调工作的机会，双眼单视功能不能正常发育，不可能具有良好的立体视觉。立体视觉是只有人类才具有的高级视觉功能，是人类从事各种精细工作的先决条件之一，不具备立体视觉功能的人在学习和就业方面将受到很大限制。另一方面，斜视患者长期用一只眼视物，将不可避免地造成废用眼视力发育障碍，形成弱视。有些斜视患者为了减少复视的干扰，常采取歪头、侧脸等代偿头位，这种情况发生在儿童时期就会影响身体发育，不少患儿由于没有及时矫治而继发脊柱侧弯。因此，应及早纠正斜视，以免影响视力的正常发育。

（沈　勤）

—— 专家简介 ——

沈　勤

沈勤，上海交通大学医学院附属第九人民医院眼科副主任医师。

上海市医学会眼科专科分会第九届委员会小儿及斜视弱视学组副组长，上海市医学会视光学专科分会第六届委员会委员。

擅长垂直旋转斜视及眼眶骨折后复杂斜视、弱视的诊治及眼部整形美容术。

79. 为什么有些孩子在阳光下会眯起一只眼

生活中常常看到有些儿童，在房间里时双眼睁得大大的，与正常人无异，而一到户外，特别是在阳光下，会眯起一只眼，好像怕光似的。粗心的家长注意不到这种现象，有些细心的家长发现了这种情况，但往往百般察看也得不出结果。其实只要拿一只手电筒，让孩子注视，同时遮盖一只眼，如果发现孩子有一只眼向外偏斜，就是间歇性外斜视的表现。这种斜视的特点是在精神集中时能够正位，在疲劳、患病或看远处时则出现外斜视。当外斜视突然出现时可以发生复视，因此孩子会本能地眯起一只眼睛。如出现这样的情况，需要及早到医院进行全面的眼科检查，诊断是否为斜视及斜视的度数，根据情况决定治疗方式，以免影响孩子视力的正常发育。

（沈　勤）

80. 儿童看东西歪头是病吗

有些孩子平常看东西时还好，当看电视或注意力集中时就会歪头，或把脸侧向一边，不管家长怎样纠正就是不能改正，孩子的这种表现很可能是眼部疾病造成。当人的双眼不在同一水平线时，也就是患有垂直斜视时，常常有复视。患有垂直斜视的孩子为了克服复视常采取歪头、侧脸、抬下颏或收下颏等代偿头位，称为斜颈。这种由于斜视引起的斜颈叫做眼性斜颈，它不同于胸锁乳突肌病变等引起的斜颈，只有通过矫正斜视才能消除。患有垂直斜视的孩子尽管由于头位代偿可能保持一定的双眼单视功能，但长期斜颈会造成面部发育不对称、脊柱侧弯，影响孩子的健康，因此应尽早矫正眼位。此外，歪头看物的儿童也可能存在眼球震颤。眼球震颤是眼球的一种不随意的摆动，可以有水平、垂直及旋转三个方向，其中水平性震颤最多见。有一种特发性眼球震颤可能在某个眼位震颤静止，因此患者常通过歪头、侧脸等代偿头位保持好的视力。对于这种患者，有时手术能帮助他们纠正头位。因此，如果儿童经常出现歪头看物的现象，最好到医院进行眼科检查，早发现、早治疗，以免延误病情。

（沈　勤）

81. 先天性斜视应何时进行手术

先天性斜视一般指在1岁以内发病的斜视，可以在出生时就有，也可以在出生后发病，以内斜视最为多见。由于发病早，双眼单视功能得不到正常发育，若未得到有效治疗，将是斜视中最影响视功能的一种类型。人类双眼视觉功能在出生后逐渐发育成熟，出生后早期是发育的关键期，先天性斜视正是在这个时期发病，它对双眼视觉功能发育的抑制可想而知。患者只有尽早接受手术治疗，争取在发育期终止前矫正眼位，尚有可能得到部分周边融合功能。许多家长面对这种情况，顾虑重重，总觉得孩子太小，希望长大后再做手术。殊不知错过了发育期，日后即使眼位矫正得再满意，双眼单视功能也难以获得，会导致孩子在日后学习和就业方面受到很大限制。因此，尽早接受手术治疗是先天性斜视患者的明智选择。

（沈 勤）

82. 斜视手术对视力有影响吗

孩子患有斜视，多数家长都急切希望尽快做手术纠正眼位，但也难免有一些顾虑，其中的一个顾虑就是手术是否影响视力。眼球的表面附着有六条眼外肌，这些肌肉在大脑发出的兴奋冲动的指令下收缩或放松，维持双眼的正位和运动。斜视手术主要是对这六条眼外肌施行手术，不需要打开眼球，因此对视力没有明显影响。少数人在术后视力轻度下降，这主要是因为肌肉手术对角膜产生了一些牵拉，改变了角膜的屈光状况，使原来的眼镜度数不合适了。这种情况一般短期内就会恢复，如果不恢复，应在术后两个月内重新进行散瞳验光配镜。同样，斜视手术也不会提高视力。还有些家长对弱视治疗没有耐心，寄希望于手术，认为斜视手术能同时治好弱视。这是误解，斜视手术只能矫正眼位，为视力发育和双眼单视功能提供正常发育的基本条件，不能直接提高视力。

（沈 勤）

83. 斜视手术后还需要配戴眼镜吗

有些斜视患儿经手术或其他治疗矫正了斜视之后，还需要配戴眼镜，不少家长对此表示不理解，有些家长甚至自作主张，断然给孩子摘掉眼镜，使原来顺利进行的治疗再生枝节。儿童若患有近视、散光及超过生理范围的远视，需要戴眼镜才能看清物体，以维持正常视力；对部分调节性内斜视的患儿，手术只能矫正非调节部分的内斜视，而属于调节的那一部分内斜视仍需通过戴眼镜来矫正，因此这些儿童在斜视矫正术后还应配戴眼镜。此外，有的患儿在斜视矫正术后还残留了较小的斜视度数，需要通过戴三棱镜矫正，帮助恢复双眼视功能，同时解决歪头现象。由于术后残留的斜视度数常不稳定，因此戴三棱镜期间也需要遵医嘱定期复查，观察眼位变化，及时进行调整。对残留斜视度数过大者，可能会进行二次手术。

无论戴哪种眼镜，都需要遵医嘱定期复查。因屈光不正而戴眼镜的孩子，如果术后眼位稳定，可以按照常规弱视治疗原则每半年到一年去医院验光；如果远视、近视或散光度数有改变，眼位有变化，则需要根据医嘱进行验光并调整眼镜度数。屈光调节性内斜视的患儿，需靠戴远视镜来维持眼位，如果长时间不复查，镜片的度数没有随着眼睛真实度数的降低而减少，会导致眼球无法维持正位，继而再次出现斜视。

（沈　勤）

84. 内隐斜患者可以使用渐进镜片控制近视吗

正常情况下，人眼在注视近处的物体时，会产生一个“调节-集合-瞳孔缩小”的三联反应。晶状体的调节使单眼物像清晰；集合反应使双眼会聚维持双眼单视状态；瞳孔缩小增加了焦深，减轻了散射光，同时弥补了晶状体调节的不准确。如果三联反应中的某一因素发生了变化，就会对人眼的视近功能产生严重的影响。青少年渐进镜片的设计想法是在正常近视镜片的下方叠加一个 150 度的远视镜，人眼在注视近处的物体时可通过下方镜片看，由于 150 度远视镜的存在，减少了相应的调节，缓解了看近时睫状肌的紧张度，希望由此控制青少年近视度数的增加。但考虑到上述所提到的双眼看近时的三联反应，和大部分青少年近视患者看近时通常存在的外隐斜特征，使用渐进镜片看近物时，由于调节需求减少而带来的集合功能下降会使原本外隐斜的特征更为明显，虽然可通过运动和知觉融合来维持双眼单视状态，但代价是视疲劳加重。而对于青少年近视患者中较少的看近时呈现内隐斜状态的人群来说，使用渐进镜片看近物时，由于调节需求减少而带来的集合功能下降会使原本内隐斜的特征有所缓解，视疲劳状态得到改善。因此，理论上有抑制近视度数加深的效果，既往的一些临床研究也证实了上述的这一看法。

（强　俊）

— 专家简介 —

强　俊

强俊，上海市眼病防治中心副主任医师。

擅长斜视、弱视、复视、眼球震颤、屈光不正及常见眼病的诊断与治疗。对疑难斜视、弱视的诊断及手术治疗有丰富的临床经验。

屈光手术

85. ICL植入术和准分子激光手术的区别是什么

ICL植入术，又叫有晶状体眼后房型人工晶状体植入术，是近年来发展非常迅速的一种手术治疗屈光不正的方法。它与传统的准分子激光手术的区别有以下三个方面。

(1) ICL植入术与准分子激光手术矫正近视的机制不同。ICL植入术是将一种柔软的人工晶状体植入人眼晶状体前面，以此来矫正视力，无需去除或破坏角膜组织；准分子激光手术矫正近视则是通过切削人的角膜，使视力恢复到一定水平。

(2) 近视矫治范围不同。ICL植入术矫正近视的范围比较广，包括近视300～2 000度、散光75～500度；而准分子激光手术对人眼角膜厚度的要求严格，角膜厚度不够无法实施手术，或者手术后视力不一定能全部恢复。

(3) ICL植入术具有极高的可逆性，若患者对手术效果不满意，或出现相关并发症，可以将晶状体取出，甚至重新植入；准分子激光手术对角膜进行切削后，不可恢复为原有状态。

（石广森　柯碧莲）

86. 近视手术是越贵越好吗

每种近视手术方式都有其特点和最佳适应人群，应依据以下几个方面来选择适合自己的手术方式：①自己的工作性质和对视力的要求；②近视、散光的度数；③眼部条件，如角膜厚度、暗光下瞳孔大小和眼底视网膜质量；④自身的经济能力等。

目前主流的屈光手术方式和各自的特点为：①小切口全飞秒激光角膜基质透镜切除术(SMILE)。该手术以最小损伤、最大限度不影响角膜的应力而逐渐占据主导，尤其适合角膜薄、近视度数高的群体，如喜欢打篮球、拳击等运动的，有夜间开车要求的，追求高品质视觉质量的，角膜曲率变异大、小直径或扁平角膜的，屈光度高的，角膜薄的，对手术有畏惧感的人群。②准分子激光角膜上皮瓣下磨镶术（LASEK）等。尤其适合术前检查发现角膜厚度薄，或者虽然角膜厚度正常但近视度数较高的，从事较强对抗性运动的特殊职业人群。③准分子激光原位角膜磨镶术（LASIK）等。具有恢复快、费用少等特点，但受到角膜厚度的限制。④有晶状体眼人工晶状体植入术。通过一个微小的切口向眼内植入ICL人工镜片，是目前矫正超高度近视和远视最理想的方法。尤其适合1 200度以上的高度近视。最大的优点是具有可逆性，不改变眼球组织结构和形状。

因此，不能盲目地认为近视手术越贵越好。应经过规范详细的检查，并跟专科医生认真沟通，选取最适合自己的近视手术方式。

（李珊珊　柯碧莲）

87. 哪些近视患者不适合激光手术

近视激光手术经过几十年的发展，已经达到了相当高的水平，全球上千万近视患者通过准分子激光手术摘掉了眼镜，是目前比较常用的近视矫正方法。其中包括准分子激光原位角膜磨镶术（LASIK）和准分子激光角膜上皮瓣下磨镶术（LASEK）。近年来，随着科技的发展，又有了飞秒激光手术，使激光手术的安全性及术后视觉质量得到全面提升。准分子激光手术治疗近视必须具备以下几个条件：①年龄在18岁以上且近视度数稳定2年以上；②无其他严重眼病及眼科手术史；③无糖尿病、胶原性疾病以及瘢痕体质。至于是否能够将近视度数全部除去，很大程度上取决于患者的角膜厚度。对于角膜偏薄、度数偏高的患者，激光手术可能就无法胜任了。

那么角膜厚度不够，度数又偏高的患者有没有其他的选择呢？有晶状体眼人工晶状体植入术是一种高精度手术，能安全有效地治疗高度及超高度近视。植入的ICL采用高科技生物仿生科技制成，且该手术具有一定的可逆性，术后恢复快，对高度、超高度近视的患者效果尤为明显。可大范围矫正视力，且不去除或破坏角膜组织。当然，患者是否具备手术条件，也要先进行全面的眼科检查才能得知，包括患者的角膜内皮功能、前房深度及眼底情况等。

（刘慧颖　柯碧莲）

88. 近视激光手术有哪些类型

近视激光手术目前分为角膜基质层激光手术和角膜表层激光手术，所运用的激光有飞秒激光和准分子激光两种。目前，具有代表性的角膜基质层激光手术为小切口全飞秒角膜基质透镜切除术（SMILE）和准分子原位角膜磨镶术（LASIK）；具有代表性的角膜表层激光手术为准分子激光角膜上皮瓣下磨镶术（LASEK）、经角膜上皮准分子激光角膜表层切削术（TransPRK）。

（周行涛）

89. 近视激光手术安全吗

国内外研究已经证实近视激光手术的安全性，但它毕竟是手术，不可能完全没有风险，手术效果也与患者眼部条件、术前评估、手术设计、术中操作、患者配合程度、术后随访等密切相关。只要按照规范严格做好每个阶段的工作，手术的风险还是可控可防的，不会对眼睛造成不必要的损害。术后可能会有一些症状，比如眼干和眩光等，术前已有眼干和暗瞳较大的患者可能更容易发生。

特别提醒

如果戴了多年的隐形眼镜，做术前评估时需要停戴一段时间，使角膜形态恢复到正常状态。一般软性隐形眼镜需要停戴 1 周以上，硬性隐形眼镜需要停戴 3 周以上，手术之前更不能戴隐形眼镜。

（周行涛）

90. 激光手术能根治近视吗

进行近视激光手术后，只是近视度数没有了，但近视的病理解剖结构还在。近视患者的眼轴前后径长度比正常人要长，因此焦点不能落在视网膜上，而所有屈光手术只是通过改变角膜的形态，让光线重新聚焦在视网膜上，并不改变眼睛其他结构。因此，在本质上并没有根治近视，只是可以不戴眼镜。提醒所有做过近视激光手术的患者，术后仍要注意用眼卫生，避免近视再度加深。

（周行涛）

91. 近视激光手术后视力会反不如前吗

目前还没有单纯的近视激光手术导致患者失明的报道，但手术可能诱发其他眼病，造成视力下降，因此要严格把控手术的适应证。国内外的一些研究显示，极少有手术后视力反不如前的病例。因为研究对象不同，手术医生不同，随访的时间也不同，所以这两项研究不能做横向比较，不过给我们的启示是手术效果满意度很高，但毕竟是手术，没有百分之百满意的。

（周行涛）

92. 近视激光手术有何限制要求

近视激光手术一般要求患者为 18 周岁以上。超过 40 岁已经有老视的近视患者也可以手术，但年龄越大，年龄相关性眼病（如白内障等）发生的概率也越大，便不太适合做近视激光手术了。关于度数，需要近 2 年度数相对稳定（每年不要超过 50 度增幅），以 SMILE 术举例，SMILE 术目前常规要求近视度数小于 1 000 度、散光度数小于 500 度，近视合并散光小于 1 000 度。

（周行涛）

93. 近视激光手术远期疗效如何

从理论上讲，近视度数高，术后远期回退的可能性相对较大。有研究显示，SMILE 术后 5 年可有 50 度左右的回退，但多不是由角膜变陡峭造成的回退，而主要是因为眼轴继续增长导致近视度数进展。近视激光手术后如果再次发生屈光不正，在角膜条件允许时可考虑再次进行激光手术；若角膜条件不允许则不可再次进行，可选用其他方式矫正，如眼内屈光手术或配戴角膜接触镜、框架眼镜。

（周行涛）

94. 近视激光手术后何时可以获得稳定视力

不同手术方式术后恢复和取得较稳定视力的时间不同。有研究比较 LASEK、LASIK 和 SMILE 术的术后恢复情况。SMILE 术能够更加有效地在术后 1 周将裸眼视力提高至 1.0 以上并维持稳定，而其他两种手术方式需要更长的时间。这三种手术方式在矫正后视力的稳定性上无明显差异。

（周行涛）

95. 激光手术可以矫正老视和散光吗

老视通过激光手术是做不掉的，这是由老视的本质决定的。老视其实是随着年龄增长，自身调节能力的下降。当然，随着技术的进步，如果想在老视的情况下，不戴眼镜就实现看近、看远都清晰的目的，也是有方法可选的，如在眼内植入多焦晶状体；或者在进行激光手术时，一眼留轻度近视，一眼平光，后期训练一眼看近，一眼看远。但这都要做眼球状态的评估，确定是否适合。

符合手术适应证的可以去除散光。在角膜厚度允许的情况下，小于 500 度的散光可行 SMILE 术或 LASEK 术；小于 600 度的散光可以考虑 LASIK 术；超出手术适应度数范围的可行眼内屈光手术，如 ICL 植入术。

（周行涛）

96. 近视激光手术的适用人群有哪些

激光近视手术是一个选择性手术，需要符合两个必要条件：①患者本人想要做手术，如当兵、做公务员、考虑美观等，只要有摘镜的愿望都可以，这个由患者本人决定；②要经过严格的术前筛查，评估近视者能不能做手术，这个由医生决定。近视激光手术是比较安全的，许多医护人员本人及其亲友都做过该手术，大家不必过于担心。只要符合上述两个必要条件，都可以行近视激光手术。

（周行涛）

97. 近视激光手术后会患干眼症吗

术前眼表的状况、手术方式、术中操作对角膜神经的损伤程度、术后角膜神经的修复和术中、术后用药等因素，均与近视激光手术后干眼症的发生密切相关。LASIK 术中角膜上皮及基质层的损伤会间接造成角膜神经的损伤，使角膜表面知觉减退，术后泪液分泌减少，泪膜稳定性下降。SMILE 术角膜切口为 2～4 毫米，标志着角膜屈光手术进入微创时代，较少引起角膜感觉神经损伤，对泪膜稳定性的影响较轻。有研究认为，SMILE 术后早期可能会有干眼症的症状，用药后，症状会慢慢改善，恢复到术前状态。

（周行涛）

眼科手术后的屈光问题

98. 白内障手术能降低近视度数吗

白内障手术将原来混浊的晶状体摘除后，在原来晶状体的位置重新放置一枚人工晶状体。人工晶状体有一个重要的参数，就是度数。术前会对每个患者进行人工晶状体度数的测量。根据患者的角膜曲率、眼轴长度等，应用合适的计算公式，得出术后不同屈光状态所需的人工晶状体度数。然后根据患者的具体情况和要求选择合适的度数，使患者术后达到理想的屈光状态。这个过程类似验光配镜，只不过是将镜片放置于眼内。因此，高度近视患者在术后降低近视度数或者完全消除近视度数，一般来说是可以实现的。

（戴怡康　柳　林）

— 专家简介 —

戴怡康　柳　林

戴怡康，上海交通大学医学院附属仁济医院眼科副主任医师。上海市医学会眼科专科分会视光学组委员，上海市医学会激光医学专科分会眼科学组委员。擅长白内障和屈光不正的诊治。

柳林，主任医师、教授、博士生导师，上海交通大学医学院附属仁济医院眼科主任。中国医学装备协会眼科专业委员会常务委员，中国医师协会眼科医师分会委员，中华医学会眼科学分会眼免疫学组第七至十届委员，上海市医师协会眼科医师分会副会长，上海市医学会眼科专科分会常务委员兼秘书、眼底病学组组长，《中国实用眼科杂志》等学术期刊编委等。

99. 白内障手术后为什么会看不清近处

白内障手术后植入了人工晶状体，大部分人工晶状体没有调节能力，属于单焦点人工晶状体,即远近只有一处看得清晰(焦点附近)。对于单焦点人工晶状体植入者来说,如果术后裸眼视力以看远为主,看近时必须戴老花镜;如果术后裸眼视力以看近为主,则看远时必须戴近视眼镜。一些术前近视度数比较高的患者,白内障手术后通过置换人工晶状体将近视度数降低或消除,他们的远视力会得到很大的改善,但是由于长期以来眼睛的调节疲软,看近时调节力跟不上,表现为近视力反而会降低。对这些患者,往往会依据患者的具体情况保留一部分近视度数。也可以在白内障手术后 1～3 个月,根据医生的建议验光配镜,选择一副合适的老花镜。为了让患者术后能够摆脱戴眼镜的不便,目前也有多焦点或者可调节人工晶状体可供选择。如何选择还需结合自身的情况,并接受眼科医生的专业指导。

(戴怡康　柳　林)

100. 白内障手术后为什么夜间看东西有虚影

看东西有虚影,在临床上称为眩光,主要表现为看到的光点外围有光晕或者重影。眩光产生的原因包括环境因素及眼部因素。眼部因素主要指眼球不能使经过眼球屈光系统中央和周边的光线聚焦在同一个点上,这种光学缺陷在临床上称为球差,球差的产生与角膜和晶状体中央及周边的折射差异有关。白内障术后的人工晶状体眼也仍然存在球差,甚至会比术前加重。夜间瞳孔散大,周边区域进入眼内的光线更多,球差将会更明显,表现为夜间看到的光点扩大、有光晕。为了消除球差,目前有非球面人工晶状体可供选择,这类人工晶状体的表面进行了非球面设计,与角膜的球差相互抵消,降低了全眼球差,避免了术后眩光。夜间活动较多的患者,可以选择非球面人工晶状体。当然,这也需要依据每个患者的具体情况而定。另外,白内障术后如果存在近视、远视、散光而未矫正,或者严重的干眼症,都会加重夜间眩光。

(戴怡康　柳　林)

101. 白内障手术能减轻散光吗

白内障手术能够减轻散光。散光是眼的屈光系统构造不规则造成的,大部分来源于角膜和晶状体,其中主要是角膜散光。这两类散光通过术前检查完全可以区分。晶状体散光多见于白内障发展过程中晶状体密度不均匀,影响了光线的折射，这类患者随着白内障术后更换人工晶状体，散光即会减轻或消除。针对角膜来源的散光，如果散光度数比较小，可以通过制作相应的白内障手术切口，起到减轻散光的作用；如果散光度数比较大(超过 75 度)，可以选择散光矫正型人工晶状体。散光矫正型人工晶状体具备相应的散光度数和轴位，可抵消角膜散光。选择这类人工晶状体，需要术前精确测量角膜散光的度数和轴位，术中精准定位人工晶状体，术后可以达到极佳的散光矫正效果。

（戴怡康　柳　林）

102. 白内障手术后是否都需要戴老花镜

白内障手术后，由于植入人工晶状体的度数和种类不同，表现为术后的屈光状态也不相同。如果选择单焦点人工晶状体，术后保持正视眼(几乎没有近视或远视)，为了满足看近需求，需要配戴老花镜；如果术后保留一定的近视度数，看近时可能不需要配戴老花镜，但是看远时需要戴近视眼镜。如果选择多焦点人工晶状体，术后将会获得一定的远、中、近距离视力，可减少对老花镜的依赖。

（戴怡康　柳　林）

103. 散光矫正型人工晶状体植入术后能否参加体育运动

白内障手术后，人工晶状体放置在晶状体囊袋中。散光矫正型人工晶状体由于携带固定的散光轴位，因此需要在囊袋内定位精确才能起到矫正散光的作用。如果人工晶状体发生了旋转或倾斜都会降低散光矫正作用，旋转达到 30 度，散光矫正作用将完全丧失。旋转或倾斜进一步加重，甚至会带来更严重的屈光不正。担心人工晶状体移位是引起运动顾虑的原因。值得欣慰的是，散光矫正型人工晶状体的材料比较特殊，放置在囊袋内后，与囊袋之间会产生黏合作用，不会轻易发生旋转或移位，因此一般的运动不会有影响。但还是要注意避免剧烈运动，也要避免眼部受到外伤。

（戴怡康　柳　林）

104. 青光眼手术后为何会视力下降

青光眼手术是通过引流房水来降低眼压的手术，手术部位大多位于角巩膜缘。青光眼手术后视力下降的原因较多，最常见的原因是青光眼术后晶状体混浊的出现或加重，即白内障形成，白内障程度严重时需要进行白内障手术。其次，青光眼手术后前房深度、晶状体位置会发生变化，加上手术切口的影响，都会造成屈光状态改变，需要在术后重新验光配镜。另外，有些患者术后眼压过低，或者其他原因引起的视网膜黄斑水肿等眼底疾病，也会导致术后视力下降。

（戴怡康　柳　林）

105. 翼状胬肉手术后视力会提高吗

翼状胬肉是由于结膜下组织过度增生，增生组织由睑裂部结膜向角膜逐渐进展，形成一层赘生物覆盖于眼表的疾病。一旦胬肉侵犯了角膜，角膜的曲率会受到影响，引起角膜散光而使视力下降，侵犯得越多，视力下降越明显，覆盖瞳孔后将严重影响视力。翼状胬肉手术通过刮除角膜表面赘生物，恢复角膜的透明度，可以不同程度提高视力。但最终视力恢复情况和角膜受侵犯的范围及深度有关，各人不尽相同。

（戴怡康　柳　林）

106. 视网膜脱离手术后为何仍视力不佳

视网膜脱离手术成功的标志是视网膜复位、视网膜下液吸收。但视网膜的解剖复位并不意味着视网膜功能的完全恢复。如果视网膜脱离时间长，视网膜神经细胞的功能会受到严重的破坏，导致术后视力不佳。尤其当脱离范围波及黄斑区时，对术后中心视力的影响更大。因此，一旦发生视网膜脱离，应当尽早接受手术治疗。另外，视网膜脱离复位手术分为外路术式和内路术式。外路术式对眼球壁的顶压可能会引起散光等屈光改变，针对这类情况，患者可以在术后通过验光配镜进行矫正。内路术式由于手术会对眼内组织产生一定影响，部分患者在术后一段时间会发生晶状体的混浊，也就是白内障，严重影响视力的患者，也可以进一步接受白内障手术治疗。

（戴怡康　柳　林）

低视力康复

107. 何为视力残疾

视力残疾包括低视力和盲，世界卫生组织(WHO)制定的视力残疾的分级标准是：双眼中视力较好眼最佳矫正视力在 0.3 以下者为视力残疾，矫正视力在 0.05～0.3 者属于低视力，矫正视力低于 0.05 则为盲；或虽然视力比较好，但视野明显缩小，视野半径小于 10 度时也属于盲。双眼中视力较好的眼最佳矫正视力为 0.02 及以上但低于 0.05，为 3 级盲；为光感及以上但低于 0.02，为 4 级盲；无光感者为 5 级盲。最佳矫正视力为 0.4 不属于视力残疾，但视力只有 0.4 也会影响日常的生活和工作。调查发现，未矫正的屈光不正是视力低下最常见的原因，这部分视力低下者可以通过配戴眼镜等屈光矫正手段来提高视力。

（戴锦晖）

108. 青光眼患者因视野很小不敢出门怎么办

青光眼患者主要表现为视野缺损。早期视野缺损较轻，不影响行动，到了晚期视野缺损只剩中央管状视野或只留下颞侧小岛，此时患者的日常活动将明显受限。当患者残存视野最大直径不小于 20 度时，日常活动多不受限；当残存视野最大直径小于 10 度时，患者的行动将明显受限；残存视野最大直径介于以上两者之间时，活动受限程度依患者生活经验的不同而有明显差异。

对于视野缺损而行动不便的患者，需要助视器的帮助。扩大视野的助视器中比较常用的是三棱镜，尤其对偏盲的患者帮助比较大。青光眼晚期管状视野的患者可以借助电子助视器扩大视野，这种类型的助视器可以将远处的景象采集后缩小到眼前的镜片上。目前，这种新型扩大视野的电子助视器已经研发成功，广大严重视野缺损的患者有望借助它的帮助来提高外出活动能力。不论使用三棱镜还是扩大视野的电子助视器，在验配之后都要通过专业的训练，当患者可以熟练使用之后，才能独立外出活动。

（戴锦晖）

109. 先天性视力低下者看远不清怎么办

对于先天性视力低下者，首先需要到医院进行全面检查，确定是否有希望通过手术、屈光矫正或药物治疗提高视力。如果经过医院检查和常规治疗后视力依然无法提高，也不要放弃治疗，可以在开设有低视力门诊的医疗机构获得低视力康复的帮助。一般需要使用远用助视器看清远处，常用的远用助视器有：双目远用望远镜、单目望远镜、远近两用便携式电子助视器、远用台式电子助视器等。常用双目远用望远镜放大倍数为 2～4 倍，一般要求视力在 0.1 以上才能借助它看远物。单目望远镜放大倍数为 4～8 倍，视力低于 0.1 时也可以使用，但放大倍数越高，所看到景象的视野就越小。远近两用便携式电子助视器既能用于看远也能用于看近，可以调节的焦距范围较大，放大倍数较光学放大镜更高，且周边图像没有形变，使用较望远镜方便。远用台式电子助视器和我们平时使用的台式电脑一样，体积较大，一般放置在书桌上，将远处（如黑板上）的图像拍摄后投影到电子助视器的显示器上，成像质量清晰，放大倍数更高，但价格较昂贵。

（戴锦晖）

110. 视力低下的儿童是否可以到普通学校读书

孩子在学校读书需要看清教室黑板上的字，还要求能较熟练地看书和做笔记，这对于视力低下的孩子来说是比较困难的。但借助低视力康复的帮助，视力低下的孩子也有希望到普通学校读书。

低视力康复是指向视力低下的患者提供合适的助视器，并通过适当的训练，使其能熟练掌握助视器的使用，提高其独立生活的能力和生活质量，可以帮助视力低下孩子正常上课。能帮助视力低下的孩子看清黑板的助视器包括：双目远用望远镜、单目望远镜、远近两用便携式电子助视器和远用台式电子助视器等。能帮助视力低下孩子阅读的助视器包括：手持式放大镜、立式放大镜、近用望远镜、便携式电子助视器、台式电子助视器等。电子助视器可以根据使用者的视力受损程度和需要来调整影像的大小、对比度、明暗度和色彩等，达到最佳使用效果，而且放大倍数明显比光学助视器高。便携式电子助视器还可随身携带，使用非常方便。因此，视力低下孩子能在普通学校读书离不开电子助视器的帮助。

（戴锦晖）

111. 老年性黄斑变性患者如何正常阅读

老年性黄斑变性又叫年龄相关性黄斑变性，有干性型和湿性型两种类型，湿性型有脉络膜新生血管形成，黄斑有出血，需要进行治疗。因此，患者首先需要到医院进行检查，明确是哪一种类型，目前病情是否稳定；其次，老年人多有屈光不正，需要验光，确定戴眼镜是否能提高视力。经过检查后如果病情已经稳定，且矫正视力不能提高时，可以通过低视力康复来帮助近距离阅读。可以帮助进行近距离阅读的助视器主要有：手持式放大镜、立式放大镜、近用望远镜、便携式电子助视器、台式电子助视器等。手持式放大镜使用方便，一般用于短时间阅读。立式放大镜和近用望远镜可用于较长时间的阅读，但对于视力很差的老年人，比较有效的还是电子助视器。电子助视器可以根据使用者的需要来调整影像的大小、对比度、明暗度和色彩等，达到最佳使用效果。便携式电子助视器可随身携带，使用非常方便。台式电子助视器视野大，主要在家中使用，可长时间使用而不易出现视疲劳。

（戴锦晖）

112. 盲人只能借助盲文阅读吗

帮助盲人阅读最传统的方法是使用盲文，但使用盲文阅读有明显的局限性，盲文的信息资料十分有限，无法满足患者对当今信息化社会的需求。随着科技的进步，各种新型辅助阅读设备应运而生。早在 30 年前，科学家就发明了将文字转化为声音的装置。现在，这种技术越来越先进，最新的装置和一本平装书一样大，将数码相机和小型计算机以及识别图像的独特软件结合在一起，可以帮助盲人阅读各种印刷品。

这种盲人阅读器通过光学扫描仪逐行扫描纸张上的印刷文字，并把表示字母或汉字的信号发回电脑，电脑依据预先存储的发音规则生成信号，这些信号被扬声器或耳机转换为声音朗读出来，帮助盲人阅读。还有一些袖珍的、戴在手指上的指读助视器，也是基于这种原理制成。另外，还有一类装置是视觉-触觉转换器，它能对印刷品进行光学扫描，再将每个字母或汉字转换为振动钉子后形成图案，这些图案可用指尖触摸来阅读。

（戴锦晖）

113. 儿童视力残疾是否需要做视觉训练

引起儿童视力残疾的眼病主要有遗传性眼病、早产儿视网膜病变、先天性白内障、先天性青光眼等。这些眼病即使经过治疗仍常遗留下较严重的视力障碍，使患儿不能正常学习和生活。传统的观点认为，视觉训练对视力残疾儿童是无效的。然而科学家的研究发现，人视觉发育的早期，视皮质具有高度可塑性，而且神经生物学理论也支持早期干预可以恢复视觉功能。临床研究已证实，儿童视觉可塑性高，视觉训练可以改善视力残疾儿童经过传统治疗无法提高的视功能，患者的生活质量也同时得到提升。普通的视觉训练方法对视力残疾儿童的训练效果差，应采取个性化的视觉训练。对于视力残疾儿童，我们不应该放弃治疗，而应该积极尝试通过视觉训练提高他们的视功能，改善其生活质量。对于年幼的视力低下儿童，由于患儿不能配合进行视功能检查，此时准确的残存视功能评估十分重要，需要到专业的低视力康复机构进行评估，尽早进行低视力康复帮助及视觉训练。

（戴锦晖）

114. 视力低下者是否要少用眼

很多视力低下的患者认为自己的视力已经很差了，再多用眼会导致视力越来越差，甚至失明，其实这个观点是不对的。视力低下是由眼病引起的，引起视力低下比较常见的眼病有老年性黄斑变性、糖尿病视网膜病变、老年性白内障、青光眼、高度近视、遗传性眼病等。看电脑、阅读等用眼并不会加重老年性黄斑变性、糖尿病视网膜病变、老年性白内障、青光眼、遗传性眼病等病情，不会导致视力越来越差。虽然视力低下患者在看电脑、阅读等近距离用眼时容易产生头痛、眼胀和视疲劳等不适症状，但并不会损害患者的眼睛而使其病情进一步恶化。高度近视引起的视力低下患者，要避免过度近距离用眼，正常的用眼一般也不会促使近视度数加深而导致视力下降。对于视力低下的儿童，如果是远视，还要鼓励多用眼，以促进视力的提高及远视度数下降，还要进行针对性的视觉训练，改善视力。病情稳定的视力低下患者，可以正常用眼，眼睛不会越用越坏。

（戴锦晖）

115. 使用助视器时很累该怎么办

目前，视力低下患者使用的助视器主要包括非光学助视器、光学助视器、电子助视器等。

由于低视力助视器与我们日常使用的设备有很大的不同，如果使用不正确，不仅收效甚微，而且很容易产生疲劳和不适。患者使用助视器感觉很累的常见原因包括：①医生提供的助视器一般都有放大作用，患者通过助视器看到的东西和平时看到的东西不一样，往往需要一个适应过程，在开始使用阶段容易出现疲劳；②患者使用的助视器放大倍数不合适，如放大倍数过高、视野太小等，容易出现疲劳；③不熟悉助视器的性能和使用方法，助视器使用方式不当也是疲劳的常见原因。

为了减少患者使用助视器时的疲劳，首先需要对患者进行正确的评估，提供最合适的助视器。患者在使用低视力助视器前应该进行必要的训练，通过训练达到能正确、熟练地使用助视器的目的。开始使用助视器时，使用时间应短些，中间应有适当的休息，避免疲劳，再逐渐增加使用助视器的时间。若阅读有困难，可以使用阅读卡片或直尺帮助阅读。若使用该助视器阅读一直有困难，可改为使用放大倍数低的助视器或使用视野更大的助视器，等适应一段时间后再改回原来使用的助视器。使用助视器虽然可产生头痛、眼胀和疲劳等不适症状，但助视器是不会损害患者的眼睛而使其进一步恶化的。

（戴锦晖）

中医保健

116. 针灸对治疗近视有帮助吗

针灸是中医学中的精髓和瑰宝。在很多疾病的治疗方面疗效明确，已得到广泛认可。目前，针灸治疗近视从多层次、多方面做了大量的工作，并取得了可喜的成果，经临床验证，对小儿近视的恢复确有疗效。

目前，针灸治疗小儿近视的针刺方法多种多样，有毫针法、眼针法、电针法、梅花针法、耳针法、鬃针法、耳穴贴压法、埋线法、皮内针等。取穴多采用眼周穴位、背俞穴和耳穴。眼周穴位直接作用于眼周局部，调节经络之气血，缓解睫状肌痉挛。常用眼周穴位有睛明穴、攒竹穴、丝竹空穴、承泣穴、四白穴、球后穴、风池穴、太阳穴等。

针灸通过刺激穴位，调整经络脏腑气血功能。很多临床试验证实，针刺后很多患者当即有视力的提高，针灸治疗青少年近视疗效肯定。中医认为，针灸可起到行气活血、疏通眼部脉络、加快眼部血液循环、解除睫状肌疲劳和痉挛、改善眼肌营养状态的作用。并且认为针灸疗法可提高视力，还可能与针刺刺激作用于黄斑区，改善中央视敏度有关。

当然，近视的病因复杂多样，将近视的治疗和控制希望全部寄托于针灸疗法，也是不合理的。

（刘新泉）

— 专家简介 —

刘新泉

刘新泉，上海中医药大学附属龙华医院眼科主任医师，硕士生导师。

中国医师协会中西医结合医师分会眼科专业委员会副主任委员，中华中医药学会眼科分会常务委员，上海市中医药学会眼科分会副主任委员，上海市中西医结合学会眼科分会副主任委员，上海市针灸学会眼耳鼻喉分会副主任委员等。

117. 服用中药可以治疗近视吗

中医讲究理法方药和辨证论治。中医对近视发病的机制有多种看法,总体来说,中医认为儿童近视主要与先天之肝肾两虚、后天之气血不足有关。故目前多根据上述理论,运用中药来补先天之不足、调后天之失宜,使视力得到最大限度的恢复。

(1) 肝肾两虚:先天禀赋不足,神光衰弱,故不能远及而仅能视近。症见能近怯远,可有眼前黑影飘动,查体可见玻璃体液化混浊,眼底视网膜呈豹纹状改变;或有头晕耳鸣,腰膝酸软,寐差多梦;舌质淡,脉细弱或弦细。

治法:滋补肝肾。

方药:驻景丸加减。常用药:菟丝子、楮实子、茺蔚子、枸杞子、车前子、木瓜、寒水石、紫河车粉、三七粉、五味子。

(2) 气血不足:过目用力,久视伤气耗血,目窍失养,神光不能发越于远处而仅能视近。症见视近清楚,视远模糊,眼底或可见视网膜呈豹纹状改变;或见面色㿠白,神疲乏力;舌质淡,苔薄白,脉细弱。

治法:补血益气。

方药:当归补血汤加减。常用药:生地、熟地、当归、川芎、黄芪、苍术、防风、羌活、甘草、薄荷。

(刘新泉)

118. 按摩耳穴对治疗近视有效吗

中医认为,耳与脏腑经络之间存在着密切的联系。因此,刺激相关的耳穴,可以治疗相关的疾病。通过耳部相关穴位的刺激,可以调节眼部肌肉,抑制睫状肌过度收缩或解除睫状肌疲劳,恢复眼睛的正常调节功能。除了正确选择耳穴位置,家长或者患儿的每日按摩也十分关键。

耳穴常选用:肾、肝、眼、目 1、目 2、太阳。

配穴:攒竹穴、丝竹空穴。

先采用揉按法按摩耳穴,每次按 3～4 穴,使患者感觉到酸麻胀痛或有发热感为佳。每周 1 次,5 天后取下,休息 2 天后,进行下一次贴压,每天按摩耳穴 3～5 分钟,10 次为 1 疗程。

总体来说,对于近视,目前尚无疗效很好又绝对安全的治疗方法。因此,对于青少年近视，预防是关键。中医治疗近视通常会多种疗法配合应用，相辅相成，促使视力提高。

（刘新泉）

119. 吃什么食物对控制近视进展有帮助

我们提倡青少年多吃富含蛋白质、钙、锌的食物，例如瘦肉、鱼虾、奶类、蛋类、豆类等。有研究发现，近视患儿体内钙、锌含量通常较正常儿童少。这些食物含有丰富的蛋白质，蛋白质是组成细胞的主要成分，眼睛也不例外，组织的修补更新需要不断地补充蛋白质。更为重要的是，这些蛋白质所含的必需氨基酸对于维持和增强巩膜坚韧性有一定作用，可以防止眼轴增长。

建议多吃动物肝脏，这类食物含有丰富的维生素 A。缺乏维生素 A 会引起暗适应下降，严重时引起夜盲症。

同时，我们提倡多吃黄色、红色蔬果和绿色蔬菜，如胡萝卜、西红柿、韭菜、枸杞子、青椒、杏、枣、红薯。这类食物含有丰富的维生素 A、B 族维生素和维生素 C，它们参与视紫红质的合成，有助于保护视网膜。

（刘新泉）

120. 老年性白内障患者能否通过服用中药提高视力

老年性白内障，中医认为是水轮疾病，瞳神内面的睛珠变得混浊不透明，称之为圆翳内障。是由于年老体弱，肝肾阴虚，精血亏虚，使目失濡养，致疏泄失司所致；也可因为少阴里虚，精血不收，真元不足，无力以化母气，肺金不化，聚集在瞳神之中，酿成内障。另外，阴虚湿热，睛珠失养，湿热熏蒸，也可使睛珠逐渐混浊变白。因为白内障的病程漫长，为肝肾阴虚，肾脏之精气不收，肾气不足，无力以化母气，一旦发生混浊，消退十分困难，所以服药要早；如果已经混浊严重，只能通过手术治疗。

（刘新泉）

医学验光

121. 什么是医学验光

人的眼球是一架极其精密的光学"仪器",它能通过人眼的屈光系统把外界射入眼球的光线准确而迅捷地成像于视网膜上。如果这个"仪器"的光学系统中各个屈光介质(角膜、房水、晶状体、玻璃体)不能很好地相互配合而存在缺陷,结果就会使得物像落在视网膜前面或者后面。检测这个光学系统缺陷的过程就称为验光。

有时眼底无明显改变而视力减退,为了排除屈光问题,需做诊断性的验光。这在眼科临床上是很重要的,不仅是做出正确诊断和正确治疗的前提,也是判断眼病治疗效果和预后情况的必要手段。

验光对视功能的判定有着重要的意义,只有在排除视力减退的患者屈光不正的基础上,才能正确诊断出其视力障碍的原因。视疲劳的患者虽然视力正常,但经过准确的验光才能查出视疲劳的原因并且确定对应的治疗方法。对于经眼科检查排除眼内、外各种影响视力的疾病而视力低下者,可进行配镜验光。诊断性的验光和配镜验光的结果可能稍有不同,前者的主要目的是为了配合眼科诊疗,而后者主要目的是为了改善视力。

验光方法主要有主观验光和客观验光两种。主观验光包括主观插片和空间适应,客观验光包括电脑验光和人工检影。主观验光是指检查时依靠被检者的主观描述来进行球镜焦度、散光焦度及散光轴位的调整,也叫插片验光。具体方法有视力检查、散光盘检查、裂隙片检查、针孔片检查、交叉柱镜的使用、雾视法、红绿双色试验等。客观验光也叫他觉验光,它不是凭被检者的主观诉说,而是通过客观测定的方法来确定被检眼的屈光状态。客观验光能较快判断出被检者眼的屈光状态,主要手段是通过暗室检影和电脑验光仪确定被检验眼的屈光状态,并且应用角膜曲率仪来测定角膜前表面的弯曲度和屈光度。

(沈晓龙)

— 专家简介 —

沈晓龙

沈晓龙,上海市吴良材眼镜公司高级验光技师。

上海市医学会视光学专科分会第六届委员会副主任委员，上海眼镜职业培训中心教师，上海市首席技师，上海市技能大师工作室领头人，上海市技师协会第六届理事会理事。

擅长青少年散瞳验配及斜视、弱视和渐进多焦点镜片的验配，在低视力处理领域经验丰富。

122. 什么是瞳距

简单地说，瞳距就是双眼处于平视状态下，两眼瞳孔之间的水平距离。瞳距是配镜处方上一个不可或缺的参数，也是镜片加工时必不可少的条件。如果瞳距和眼镜的光学中心不一致，会产生棱镜效应。测量瞳距一般采用瞳距测量仪或直尺。

一般来说，眼镜的远用光心距应该和远用瞳距保持一致；近用光心距由于注视目标的移近，眼睛会产生集合，因此会和远用光心距相差 4 厘米左右。

解剖学上认为，双眼瞳孔中心距离等同于一眼瞳孔颞侧缘与对侧眼瞳孔鼻侧缘的距离。实际瞳距测量时，可测瞳孔缘的距离。但前提是双眼瞳孔大小相等、位置对称，因此在实际操作中一般都是测从一眼鼻侧角膜缘到对侧眼颞侧角膜缘的距离。

直尺测量时，请被测者注视前方某一目标，操作者用直尺的零位对准被测者右眼鼻侧的角膜缘，然后从左眼的颞侧角膜缘读出数据。若被测者眼位不正，测量时建议使用遮盖法，测量时请被测者注视前方某一目标，用遮盖板遮盖被测者左眼，操作者用直尺的零位对准被测者右眼鼻侧的角膜缘，移动遮盖板，遮盖被测者右眼，然后从左眼的颞侧角膜缘读出数据。

（沈晓龙）

123. 验光配镜的步骤是什么

验光配镜应该选择正规的、信誉较好的、有资质、有一定规模和专业技术力量的专业眼镜商店。验光配镜的步骤如下：①电脑验光，验光师可以初步了解您眼睛的状态；②验光师通过检影镜或综合验光仪为您精确验光；③插片验光和空间试戴；④验光师开出配镜处方，处方上应按具体情况分别标明姓名、性别、年龄、球镜、柱镜和光轴、棱镜和棱镜基底取向、瞳距、矫正视力、验光人员签名、验光日期等。如验配渐进多焦点镜片,还需要标明单侧瞳距及瞳高,验配隐形眼镜的处方还应标明隐形眼镜的度数、镜片半径(基弧)等。

特别提醒

验光时,要积极配合验光师,按有关程序进行验光,向验光师陈述您的视力问题,并告知对所配眼镜的要求,比如要配的眼镜是近用、远用还是中距离用。请不要随意更改经验光师确定的验光处方。请妥善保存验光单,配镜后如有问题,可及时和商家协商处理。

(胡东芳)

124. 为什么验光很重要

眼镜是保护眼睛、矫正视力的一种特殊商品。保护眼睛、矫正屈光不正,最直接、最有效的办法就是配戴一副适合自己眼球特点的眼镜。眼镜验配质量的好坏直接影响视力健康,一副质量合格、舒适的眼镜能提高视力,缓解视疲劳,增加立体感,矫正斜、弱视等,能使人眼明心亮;而一副不合格或劣质的眼镜,会伤害眼睛,造成头痛、眼胀、恶心、视力减退等,直接影响人们的身心健康。

验光是配戴眼镜的前奏,主要是检查眼睛的屈光状态和视功能,应根据准确的验光结果,结合试戴的具体情况配制一副清晰、舒适的眼镜。

(胡东芳)

125. 验光前应该注意什么

验光时一定要保证眼睛处于良好的状态,身心疲劳会影响验光的准确性,因此验光前一天要休息好,长途旅行、下夜班等疲劳时不要验光。此外,验光前不要喝酒,这点在进行主观验光时尤其要注意。

摘下隐形眼镜后不要马上验光,应闭眼休息 30 分钟以上。如有可能,最好早晨起床时不要戴隐形眼镜,等验光结束后再戴上隐形眼镜。等候验光时,尽量避免看书、玩手机等近距离的用眼。因为近距离的用眼,会引起眼睛调节增加、集合和瞳孔缩小。

孕妇在怀孕时,由于内分泌的变化可能会导致眼睛度数的变化,应在产后重新验光。糖尿病患者应在血糖稳定 2 个月后验光,因为血糖升高会导致晶状体的肿胀，从而引起整个眼球屈光系统度数的增加，这个时候验光会造成度数过深。

验光时要尽量全面地向验光师介绍自己的信息和要求，如职业、眼镜使用场合、用眼频率、对矫正视力的期望值、对眼镜的要求等。如果不想改变原有的视觉习惯（保持视觉的连续性），想复制一副视觉效果相同的眼镜，那么在验光配镜时就必须提供日常习惯使用的眼镜或验光记录单，供验配人员参考。建议在清晨眼睛放松的情况下验光，结果会更准。只有准确的验光加上合理的处方，才能配出一副视物清晰、舒适的眼镜。

（沈晓龙）

126. 验光之前为什么要散瞳

老百姓所说的扩瞳，即散瞳，实际上就是使用睫状肌麻痹滴眼液，使调节处于放松状态，尽可能消除调节对验光结果的影响。由于这些药物没有选择性，在使睫状肌麻痹的同时，也会使瞳孔扩大，因此大家首先意识到的是瞳孔扩大了。散瞳验光主要是因为青少年眼睛的调节力较强，睫状肌的调节作用可使晶状体变凸，屈光力增强，产生假性近视，影响结果的准确性。临床上经常可以发现，儿童散瞳前近视，散瞳后近视度数明显下降，甚至变成远视的现象。另外，存在散光的眼睛，散瞳后散光度数和散光轴位也能检查得更准确。散瞳验光结果是客观的，对婴儿、智力低下等不能主动配合检查的患者也都能准确查出其屈光度数。散瞳后瞳孔扩大，有助于检查眼睛屈光介质和眼底有无异常。但对于有青光眼家族史，或者检查发现前房浅、眼压偏高者，要禁用散瞳剂，以免引起闭角型青光眼发作。成年人由于调节力已减弱，一般对验光影响较小，可以不散瞳。

（瞿小妹　周晓东）

127. 可以根据医院或电脑验光的结果直接配镜吗

医院验光的度数反应的是患者的屈光程度，但不是最后的配镜度数。最后的配镜度数还必须结合患者的屈光状态（远视、近视还是散光）、散光的性质（顺规、逆规还是斜轴散光）和年龄、眼位情况等因素最终确定。

电脑验光作为一种客观验光的方法，可以为检影验光和主观验光作参考，但不能以电脑验光的结果直接配镜。完整的验光过程必须有客观验光、主观验光和试镜三个程序才能配镜。

（瞿小妹）

128. 散瞳药物对身体有伤害吗

临床上常用的一些散瞳药物(睫状肌麻痹剂)，如阿托品滴眼液和凝胶、托吡卡胺滴眼液等，已在临床上使用多年，总体是非常安全的，且多为短期或暂时使用，会出现短时间畏光和视近模糊症状，但不会造成长期的不良反应。阿托品滴眼液和凝胶在使用不当时，有些患者会出现脸面潮红、发热和心跳加快等症状，多为一过性的。因此，在使用阿托品滴眼液时需按照使用说明正确使用。

（瞿小妹）

129. “慢散”和“快散”有何区别

“慢散”是使用阿托品滴眼液和凝胶等进行散瞳，需要在验光前 3 天使用，其特点是调节放松程度高。对于首次进行屈光检查的低龄儿童(6 岁以下)以及有内斜视的患者，由于其调节能力过强，需要完全麻痹睫状肌，建议使用“慢散”。而对于大于 6 岁的儿童，或者屈光复查的儿童，则可采用托吡卡胺滴眼液等进行“快散”，其优点是可以在检查现场使用，且药效一般 5～6 小时就消失。“慢散”和“快散”不存在好坏之分，必须根据检查要求选择合适的散瞳方法。

（瞿小妹）

130. 配镜度数是不是要比实际验光度数低

不一定，要看具体情况，不同的年龄段、不同的需求要区别对待。

对于那些长时间近距离用眼工作的成年人，如长时间操作电脑、伏案写作、主要工作地点在室内等，适当降低近视矫正度数，放弃一部分远用视力，有利于缓解他们的视疲劳。

对于那些需要良好远视力的人群，如驾驶员、野外工作者、军人、警察、飞行员等，就需要完全矫正以保证他们拥有良好的远视力。

成年人，尤其是中、高度近视的成年人，由于老视的出现使得他们看远、看近的度数也不相同，为了工作和生活的便利，他们会选择降低近视的配镜度数，在远用度数和近用度数之间选一个合适的度数配镜，以此来保证舒适地使用眼镜。

（沈晓龙）

131. 两眼度数相差过大，戴眼镜头晕怎么办

两眼屈光度数相差比较大，当双眼屈光度相差 250 度以上时，就是屈光参差。由于镜片的放大效应，双眼度数相差大，两眼看到的像的大小就会相差比较大。此时就会有容易疲劳、头晕等症状。在这样的情况下，可以选择配戴角膜接触镜。

（瞿小妹）

132. 配戴散光足矫框架眼镜后为什么会视物变形

如果无视疲劳和视力下降，轻度散光不需矫正。散光的矫正原则是防止过度矫正，既要增进视力又可减少视觉干扰症状。尤其是较高度数的散光和斜轴散光，由于柱镜产生的畸变对视觉干扰较大，会有视物变形感。若患者难以适应，可先验配较低度数，以后再逐渐增加。顺规散光通常采用较低度数矫正，逆规散光应予足矫。

（瞿小妹）

133. 初戴眼镜时为什么会不舒服

近视眼镜初戴时会因为眼睛调节的增加而产生一过性的内隐斜，远视眼镜初戴时会因为眼睛调节的放松而产生一过性的外隐斜。初戴眼镜时感觉不舒服，是因为眼镜提高了视力，同时也增加或减少了眼球的调节，而眼球的接受能力却没有及时做出相应的调整。凹透镜矫正近视，看什么东西都会小一些、远一些；凸透镜矫正远视，看什么东西都会大一些、近一些。无论是凹透镜还是凸透镜，都可看成是由无数个尖对尖或底对底棱镜组成的，其固有的光学缺陷可能会使初戴眼镜者感到直线有些弯曲、视物变形、轻微眩晕感、周边视觉模糊、物体变大或变小、圆形变椭圆、方形变梯形等。不舒服的感觉有时与眼球受到某些伤害后的感觉类似，常使人误以为戴眼镜不舒服是因为眼镜伤害了眼球。其实在正常情况下，规范使用眼镜专用的光学镜片是不会伤害到眼球的。

矫正视力好的眼镜初戴时不一定舒服，舒服的眼镜不一定是矫正视力最好的。戴眼镜不舒服的原因很多，不一定都来自眼镜。在相同的情况下，不舒服的感觉因人而异，具体情况不同，不能一概而论，因此人与人之间没有可比性。

特别提醒

一般初戴眼镜需适应2～3周。如果适应期过长，或者在适应期内出现异常的视觉状态，则提示验配可能存在问题，需要进一步分析、解决。

（沈晓龙）

134. 相同度数的新旧两副眼镜为什么视物感觉不一样

造成这种情况的原因很多：①两副镜片的基弧可能不一样。②两副镜片的折射率可能不一样。③旧镜由于磨损，导致镜片透光率下降，视物模糊；而新眼镜由于清晰度增加，视物突然明亮很多，导致了视觉上的对比，故感觉不适。④角度有所改变，有的患者原来的眼镜因戴的时间过久导致镜架变形，使得镜架的倾斜角、镜眼距、瞳高、面弯和度数都发生了改变，长期以来已经形成习惯，患者习惯了原来的角度，对于新的、正确的角度又要重新适应。⑤加工产生的误差，新旧两副眼镜在标准范围内的合理允差，尤其是瞳距和光学中心的不匹配造成的偏心注视会产生棱镜效应，进而产生视觉干扰。

因为新旧眼镜存在着一些差异，初戴新眼镜时必然要改变旧的、建立新的视觉习惯，所以习惯了戴旧眼镜的人反而觉得新的眼镜不舒服。若新眼镜经过检查，确定度数和加工都没有问题，那通过一段时间的使用，大多数人都能重新适应；极少数不能适应者，只能通过调整度数或镜架予以解决。

（沈晓龙）

眼镜

135. 眼镜有几种类型

眼镜是保护眼睛和提高视力的重要工具,如何正确选择和配戴眼镜在生活中十分重要。我们所配戴的眼镜有两大类型:①矫正屈光不正的眼镜;②为了防止物理性和化学性伤害所使用的防护眼镜,如太阳镜、登山镜、滑雪镜、野外防风镜、电焊镜、X线防护镜等。要根据每个人的视力情况、工作特点和爱好选择眼镜的品种及式样。配戴眼镜的目的主要是矫正屈光不正及保护眼睛,也要考虑改善仪表和美观时尚的因素。

眼镜由镜片和镜架两部分组成。镜片为眼镜的主体,镜片一般分无色镜片和有色镜片两种。无色镜片透明度好,适合在室内工作的人员配戴;淡红色、淡蓝色镜片能轻微吸收强光,吸收紫外线和部分红外线。镜片有淡淡的色彩会增加美感,淡红色镜片产生温色调,有活泼的感觉,很受女青年的欢迎;淡蓝色的镜片烘托凉爽、安静的气氛,适合男性配戴。矫正屈光不正的镜片一般不宜用深色镜片,以免妨碍透光性,降低视力。经常在强光下工作的人,可配戴深色的矫正镜片或是变色镜,可起到矫正和防护的双重作用。

防护眼镜也要根据周围的环境选用不同的镜片。镜片颜色以灰色、绿色、茶色3种最为常用,都有深、中、浅3种浓淡程度。强光下宜用深色镜片,一般环境下用浅色镜片。防风镜用的镜片是平片,比弧形片效果好。用于防红外线时,最好选用阻挡红外线作用较强的淡黄色变色镜。

(胡东芳)

136. 如何正确选用眼镜

眼镜选购得合适与否会直接影响眼睛的舒适度。有的人马马虎虎地选一副,贪便宜,或是从节省的角度出发,使用别人的镜架等;还有的人只讲时髦,认为镜架越大越美,这些情况都是配镜后经常发生不舒适的原因。

选用眼镜既要注意式样的美观,又不能忘记眼镜的主要功用,必须把质量放在第一位。眼镜也是屈光介质，戴到眼睛上，就必须对眼的屈光系统产生有利的影响，只有符合眼的屈光状态，眼镜对眼才有益。

此外，还要注意眼镜的质量。①屈光度误差必须在标准范围内，一般不超过10度；②双眼镜片光学中心距离和瞳孔距离一致，不能一高一低；③镜片的密度要均匀一致。不合格的眼镜不要使用，正在用的要及时调换。

总之，正确选用眼镜应该是从镜片的光学、美学及力学各个方面统筹考虑。选择镜架要注意镜架的镜桥与鼻型、镜腿与耳型的吻合情况，整个眼镜的重量均匀地分布在鼻部和耳部，不可过紧，又不能太松，更不能一高一低。镜架固定保持在正确的位置上，配戴者才有舒适感。

（胡东芳）

137. 生活中需要几副眼镜

市场上随时都有新类型的眼镜上市，使用数码设备的专用镜、驾驶专用镜、随着光线和紫外线变化的变色镜等，种类繁多，应有尽有。但千万别被太多选项迷惑了！

选购眼镜时，应该购买舒适的眼镜，且能适应个人的视觉习惯，如果还能同时点缀生活则更好。选购眼镜时，与验光师的充分沟通合作很重要。

(1) 日常使用的眼镜。无论是单光镜片还是渐进镜片，都以能提供良好的视力辅助为佳。镜框应该符合配戴者的个性、脸型等个人特色，如果无法一一符合，至少也要能搭配服装。镜框不能挤压鼻子，也不能太重或引起过敏。

(2) 晴天外出活动用的眼镜。如果屈光度数不高，晴天出门时可戴没有度数的太阳眼镜。变色镜是个不错的选择，它们能使日常生活使用的眼镜在阳光下变成深色，具有紫外线防护作用。

(3) 为自己定制参加特殊活动的眼镜。

(4) 备用眼镜。备用眼镜虽然不十分普遍，但有突发情况时却非常有用。

（杨友华）

138. 如何保护眼镜不受损坏

眼镜使用一段时间后，一些小问题会慢慢浮现出来，很多人觉得是眼镜的寿命到了。其实，平时戴眼镜的不良习惯，会影响眼镜的使用寿命。①习惯单边摘下眼镜,这样很容易损坏镜腿。单边摘下眼镜容易导致另一边镜腿螺丝松脱,久而久之螺丝容易松动损坏,若动作较粗鲁,更可能直接使螺丝断裂。②用肥皂、洗手液、沐浴乳清洗眼镜。现在常用的镜片大多是多层膜构造,若使用酸性或碱性洗涤剂清洗,容易使镜片脱膜损坏。另外,使用肥皂容易产生皂垢,皂垢深藏在镜框车沟处或细缝中难以清洗;而沐浴乳、洗手液等不但无法清除镜片上的油垢,洗完反而会有起雾现象。除了去眼镜店清洗眼镜以外,还可以使用拭镜纸或眼镜清洗剂,不仅能延长镜片的使用寿命,也能保持清晰的视野。③洗澡、泡温泉时戴眼镜。大部分"眼镜族"们在洗澡时常将眼镜戴进浴室,甚至顺便连眼镜一起洗。如同前面所说,现在镜片是使用多层膜的结构,当镜片遇到水蒸气、热水,膜层易剥落或膨胀变形,这时水汽会轻而易举地进到膜层内,造成镜片脱膜。因此,洗澡、泡温泉都应尽量避免戴眼镜,也不要将眼镜置于车内曝晒。④使用眼镜布直接擦眼镜。我们长时间在室外戴眼镜,镜片上会附着细小灰尘,这时如果直接以眼镜布擦拭,小灰尘磨来磨去,会使镜片刮伤。眼镜店家所赠送的眼镜布是用来包裹眼镜的,避免镜片与眼镜盒摩擦造成刮伤。

(王　骏)

—— 专家简介 ——

王　骏

王骏,上海市吴良材眼镜公司验光技师,上海市首席技师,上海眼镜职业培训中心教师。对矫正各类屈光不正有丰富的实际操作经验,擅长各类渐进多焦点镜片的验配以及青少年近视的防控。

139. 如何判别眼镜装配质量的好坏

(1) 镜片与镜圈间应无明显缝隙,镜片不应松动。

(2) 左、右镜片表面保持相对平整;镜片无擦痕、无镀层脱落现象。

(3) 两镜腿张开平放或倒放时均应保持平整,镜架无扭曲等。

(4) 半框架眼镜应注意丝线无磨损或破裂,打孔位置左右对称,线结隐入锥孔里,无尖锐的线头等。

(5) 对于无框架眼镜,应注意镜片边缘光洁平整,螺钉紧固,螺丝帽不受损等。

(胡东芳)

140. 如何保养眼镜

为了正确发挥眼镜的功能，眼镜应戴在正确的位置。摘戴眼镜时应用双手，如用单手摘戴眼镜易使镜架变形或损坏。

摘下眼镜后，一般从左边镜腿开始轻轻折放，以免导致镜架不平衡或歪斜变形。如果螺丝松了，要及时拧紧，以免出现镜片脱落等问题。某些美容品中的化学成分也容易使镜架褪色，要经常清洗和保养眼镜。镜片不要碰到硬物，要用干净的眼镜专用清洁布擦拭镜片，以减少镜片刮伤，并要保持眼镜专用清洁布的清洁。不要长时间把眼镜放在太阳容易照射到的地方，否则镜架容易褪色。镜片的凸面不要朝下放。若不戴时，要用眼镜布将眼镜包好，放进镜盒，以免损坏。软质镜盒能保护镜片不被刮伤，硬质镜盒能保护眼镜不受外力冲击，镜盒的大小要和眼镜匹配，不能挤压眼镜，以防变形。避免接触多尘环境，也不要让眼镜受热。镜片和镜架一旦受到高温刺激，很容易变形。

（胡东芳）

141. 戴眼镜时应注意哪些安全事项

(1) 不要在剧烈运动时使用。树脂镜片受到冲击有破碎的可能，亦会造成眼睛和面部损伤，建议不要在剧烈运动中使用。

(2) 不要直视太阳。即使镜片颜色有深浅之差，也不要直视太阳或较强的光线，否则容易伤到眼睛。

(3) 应将眼镜放置于幼童拿不到的地方。眼镜摘下时，应放置于远离幼童的地方，以免眼镜被摔坏或对小孩造成伤害。

(4) 不要使用已磨花的镜片。不要使用已出现划痕、污点、裂纹等情况的镜片，否则会因光线散射导致看东西不清楚，引起视力下降。

(5) 请在完全习惯戴眼镜看东西后再进行驾驶及其他操作。因镜片的棱镜效应，配戴刚配好的眼镜很难把握距离感，未完全习惯之前请勿进行驾驶等。

（胡东芳）

142. 制作完成的眼镜为什么还要检验和校配

眼镜店在把成镜交给顾客之前，要经过严格的检验并记录各项指标，特别是光学参数的检验要符合国家标准。眼镜制作好以后，要根据消费者的脸形及视物习惯进行有针对性的校配。镜架的校配质量关系到眼镜与眼睛的最佳光学配合，是获得一副优质、舒适的眼镜必不可少的条件。

特别提醒

单眼视力不佳一定要配戴眼镜。眼镜可以帮助眼睛更轻松地看清东西，同时减少单眼视物造成的立体感缺乏。此外，配戴眼镜后，远视能力达到正常视力1.0即可，不必达到1.5。

（胡东芳）

143. 为什么眼镜要定期更换

（1）光学镜片在使用过程中，表面会有一定的磨损，树脂镜片可以吸收紫外线，但同时镜片也会因此老化泛黄，这些因素都会影响透光率。

（2）随着年龄的变化，用眼环境和程度的不同，人眼的屈光状态也一直发生改变，因此每隔一年至一年半就要重新验光配镜。

（3）配件定期更换是为了提供最大的舒适度。新型的眼镜均采用仿生材料制造配件，因此建议使用者每隔三个月至半年更换这些老化的配件，让眼镜充满活力。

（4）镜架的角度应保持与视线一致，否则就会看不清楚目标，而这个角度会随着眼镜的反复摘戴而发生改变，因此定期到眼镜店进行调整非常重要。很多人觉得视力已经定型，近视镜只要不坏，戴几年没问题；一些人甚至有“一副眼镜戴几十年”的习惯，其实这种做法是不正确的。不管是配戴近视镜还是老花镜，都需要定期检查，出现不适要及时更换。普通近视患者应一年更换一次眼镜。研究表明，正处于身体发育期的青少年如果长期戴不合适的眼镜，眼底视网膜会接收不到清晰物像的刺激，反而会加速近视发展。因此，一般来讲，若度数增加50度以上，或镜片磨损严重，就应换眼镜。

（王　骏）

144. 配眼镜时需注意哪些事项

随着我们周围视环境越来越复杂，我们的视觉也有了更多的挑战。为了适应人们生活方式的转变，生产厂家的研发也在不断创新中。目前，眼镜也具备了多种功能。这些功能包括但不限于增透高清晰、防紫外线、防高能蓝光、防划伤、防雾、防油、防尘、变色、减轻眼负担等。有些人可能会说，那全部功能都要就好了，其实在技术层面上，有些功能的机制是相互抵触的，比如增透高清晰和防高能蓝光，防雾与防油、防尘。另外，镜片具备的功能越多，价格也就越贵。因此，了解自己最需要哪些眼镜功能，在配眼镜时才能有的放矢。

如果你是导游，经常在户外，眼镜的防紫外线功能就非常重要；如果你是 IT 精英，防高能蓝光和减轻眼负担是首要考虑的功能；如果你长期生活在西北地区，春秋季节风沙比较严重，防尘、防划伤是必要的。因此，在配眼镜时最好和眼镜店工作人员多多沟通，把自己的需求或者面临的困扰都说出来，才能真正配到符合自己需求的眼镜，保护我们的眼睛，营造一个轻松舒适的视觉环境。

（刘亚丽）

— 专家简介 —

刘亚丽

刘亚丽，豪雅（上海）光学有限公司培训总监，光学工程师、高级验光技师（一级），全国光学和光子学标准化技术委员会眼镜光学分技术委员会委员。

擅长眼镜镜片特别是渐进多焦点镜片的验配、配适度调整与技术推广。

镜架

145. 挑选镜架为什么还要了解镜架的材料

镜架是将镜片固定在眼前一定位置的工具。镜架的好坏不但影响视力矫正,还会影响人们的仪表。镜架的材料较多,差异也较大,常见的材料及其性能如下所述。①铜、锌、镍、铬合金:易加工、款式多,但质量重,不耐腐蚀,易造成皮肤过敏,价格相对较低。②莫内尔(Monel)合金:较耐腐蚀,但弹性较差,价格稍高一些,质量仍较重。③不锈钢:耐腐蚀,但韧性稍差。④记忆合金:弹性好,恢复原状能力强,价格较高。⑤开金和铂金:属贵金属,价值较昂贵。⑥纯钛及钛合金:质地轻盈、弹性好、耐腐蚀、防过敏,比一般镜架轻48%左右,耐腐蚀、不过敏、不易褪色,在2 900 ℃下焊接,十分牢固,不容易脱焊,是比较理想的镜架材料。⑦龟壳材料:产量少,价格昂贵。优点是重量轻、光泽优美,有琥珀色、金黄色、亚黄色、灰暗色、中斑、中红、深红、乌云色等。⑧塑料与合成材料:塑料与合成材料均为高分子化合物,有的用单体聚合,经过加工,塑制成为一定形状。现在多用醋酸纤维,分为细型、普通型和粗型眼镜架。

挑选的镜架应由不引起皮肤过敏的材质制成,含有镍金属材料的镜架最易引起皮肤过敏。板材架、镜腿上有塑胶套的半框或无框镜架、用纯钛材料制作的镜架则不易引起皮肤过敏。

(胡东芳)

146. 如何识别镜架质量的好坏

一副好的镜架应具备弹性好、镀层光滑亮泽、焊点光滑且小而均匀、零部件装配紧密、左右镜圈尺寸和形状必须完全一样、鼻托对称的特点。

镜架是定配眼镜的基本组成部分。选择镜架时,除了以价格、美观和质量为标准外,瞳距是首先需要考虑的因素,要特别注意所选镜架的尺寸需与本人瞳距匹配,因为这一选择直接影响到所配眼镜的光学质量和舒适性,建议瞳距小的人尽量不要选用大镜框。另外,近视度数特别高会因为镜片边缘厚、不美观而不适合选择无框镜架;而度数比较低的,尤其是远视者不适合选择无框或半框镜架,因为镜片边缘薄而容易损坏。其次考虑个人的脸型、镜架款式、镜腿长度、价格、颜色、材料、重量等因素。

(胡东芳)

147. 高度近视或高度远视应选用哪种镜架

高度近视或高度远视的患者由于屈光度过高,一般应选择小镜架。如果选择的镜框太大,镜片就很大,其缺点是显得镜片的圈数太多或太沉重,周边部太厚,不仅外观不美,而且由于眼镜很重,压迫鼻梁,戴上会很不舒适。

高度近视和远视者,最好不用金属镜架,因为金属镜架架槽窄,镜片不容易被镶住,即使勉强镶住,也会出现头重脚轻的现象,还有镜片破裂伤眼的危险。另外,金属镜架的鼻托压迫鼻梁,会使鼻梁负重。

因此,高度近视和高度远视患者镜架的选择要比一般人更复杂、更受限制,通常以配全框镜架为好,鼻梁高的人可选用塑料镜架。

(胡东芳)

148. 镜架选择与瞳孔距离有什么关系

瞳孔距离是根据每个人的实际情况测量的,依此选择镜架配出的眼镜会很合适。如果瞳孔距离测量有误,可导致瞳孔部位偏离镜片光学中心,影响视力。因此,镜架的合适与否直接影响视力的矫正。还要避免瞳孔距离的量度与镜架的量度相混淆,这很重要。例如:患者的瞳孔距离是 63 毫米,没有必要使镜架的几何中心距离也为 63 毫米。看远的瞳孔距离比看近的瞳孔距离大 2 毫米左右。

瞳孔距离小者,选择镜架较困难。瞳孔距离小而镜架选得大时,会产生棱镜效应,如果按配镜原则选用小镜架,又与脸型不相称,看上去不好看。为弥补这个不足,可在眼镜的镜桥和镜腿的装饰上加以注意。最好选用透明镜腿,再加以装饰,就比较好看了。

瞳孔距离大的人和瞳孔距离小的人恰好相反,镜腿上绝对不能加装饰,镜桥要深色,这样会给人以缩短瞳孔距离的感觉。

宽鼻梁、瞳孔距离小的人更难选择理想镜架,也容易产生棱镜效应,外观有外斜视的感觉。因此,在有条件的情况下,这种特殊镜架可专门定制。

如果在瞳孔距离允许的范围内，想选择宽大的镜架，可将镜片的光学中心向内移位，也可以达到较好的效果。

（胡东芳）

149. 眉型与镜架选择有什么关系

每个人眉毛的位置不同，有高、有低、有平行，也有斜形的；眉毛有的细长而浓，也有的较短粗，还有的眉毛很稀少；两眉之间的距离有窄也有宽。选镜架要注意自己两眉的间距，如果两眉的间距小，应该选一个小镜架；如果两眉的间距大，就选择镜桥长的。眉与眼的间距小的人，最好选用镜桥上无斑点的；如果是眉毛稀淡或眉毛短的人，配戴眉毛架更适合。

（胡东芳）

150. 如何为儿童选择合适的镜架

作为父母，在为孩子选择镜架时还应该注意其他一些细节。

（1）适合儿童的镜架。镜架的外观应该适合孩子，使他们在戴眼镜时有良好的感觉。儿童眼镜应当舒适并且固定良好，不会发生滑脱。

（2）配戴合适。镜架不能太大或太小，也不应对孩子的自由行动造成限制。眼镜的尺寸取决于眼窝的尺寸以及儿童双眼之间的距离。同样，眼镜不能压到儿童的脸颊上，也不能高过眉毛或宽过脸颊。同时，镜片尺寸又必须足够大，以便让孩子能够更加舒适地朝各个方向观看。眼镜的中心必须对准瞳孔中心。从原则上来说，儿童眼镜也必须和成人眼镜一样精确中心定位。

（3）材料。镜架使用的材料应该符合儿童好动的天性，也就是说材质应该结实耐用、防断裂并且质地轻盈。有些儿童会有过敏症状，尤其是对镍。这时最好选择由纯钛制成的镜架。

（4）镜腿。无论孩子是否非常好动，作为镜架的一部分，镜腿也应特别注意。镜腿不应对孩子产生不适压力，并且能使眼镜保持在正确的位置上。

（杨友华）

镜片

151. 镜片有几类

镜片以材料不同可主要分为:①玻璃镜片。玻璃镜片折射率稳定,耐磨性好,光学性能稳定,但比较重,易破碎。②树脂镜片。树脂镜片较轻,较安全,透光率高,不易破裂,但表面易磨损。

从镜片性质来分,有白片、加膜片、加硬加膜片、抗辐射片、染色片、加膜加色彩片、加硬加膜变色片、PC(聚碳酸酯)片、偏光镜片、渐进多焦点镜片等。

从镜片形状分,有球面镜片、非球面镜片。

(胡东芳)

152. 什么是 PC 片和变色片

市场上将 PC 片又称为“太空片”“宇宙片”。PC 的化学名称为聚碳酸酯,有着极强韧性,不易破碎(2 厘米厚的 PC 可用于防弹玻璃)。因此,PC 片秉承了原材料超级抗冲击力的特性,并且折射率高,镜片相对较轻。

树脂变色片是采用专门的调光变色镀膜技术,让镜片变色膜层在接触紫外线时,能即刻加深颜色。紫外线指数越强,镜片颜色会越深。当离开紫外线强的环境后,镜片颜色会自动变回清澈透明,即随着紫外线指数的变化,镜片也会自动调整颜色深浅或透明,让镜片随时保持在最适宜的色泽状态。

(胡东芳)

153. 什么是镜片的折射率

镜片的折射率指光线在空气中的传播速度与光线在该透镜中的传播速度的比值,对于同样度数的镜片,折射率越高,镜片的厚度越薄,会越轻、越美观,价格也相应较贵。1.499 为最普通的折射率,价格相对便宜;0～400 度适用折射率为

1.56 的镜片;400～600 度适用折射率为 1.61 的镜片;500～1 000 度适用折射率为 1.67 的镜片;1 000 度以上适用折射率为 1.74 的镜片。以上仅为参考数据,应根据自身条件和预算选择适合自己需求的镜片折射率。

(胡东芳)

154. 什么是超薄镜片，何时需要验配

超薄镜片是高折射率镜片,其折射率为 1.704,比重为 3.028 克/立方厘米,色散系数为 41.5。高一点的折射率能使镜面曲率小一点,因此镜片可以薄一些。由于折射率高,磨制同一屈光度的镜片时,其曲率半径比折射率为 1.523 的普通光学玻璃镜片大得多。尤其对高度远视或高度近视患者来说,可以减少远视镜片的中心厚度和近视镜片的边缘厚度。例如:近视 1 600 度时,光学玻璃镜片直径为 55 毫米,其边缘厚度达 16.04 毫米,而使用超薄片时,镜片边缘厚度只有 11.3 毫米,减少近 30%,同时也减轻了眼镜的重量。

高度近视患者的矫正镜片边缘厚,必然产生棱镜效应和轴外像差,患者行走时头晕,无法忍受。高度远视及白内障术后的患者,其矫正镜片多在 1 000 度以上,由于眼镜太重,既压迫鼻梁,又卡痛耳朵,难以坚持使用。这些情况下,患者在选择镜片时,推荐验配超薄镜片。

(胡东芳)

155. 镜片越薄越好吗

眼镜作为一种视力矫正工具,其功能性应远大于美观性,但在选择镜片时,很多人会一味追求美观而忽略其功能性。那么镜片真的越薄越好吗?

首先了解一下镜片的三个重要参数——屈光度、折射率、阿贝数。

屈光度,也就是常说的眼镜度数,是由眼睛本身的屈光状态决定的,度数越高,镜片就越厚。

折射率,是指镜片对光线的偏折能力。它的大小可以决定镜片的厚薄程度,折射率越大,镜片越薄。

阿贝数,是用来衡量镜片材料色散程度的数值。色散对人眼的影响主要是看物体时可能会发现物体的边缘有彩色的条纹,或是感觉到很模糊。很多人可能都有过这样的感受,当通过镜片的中央看物体时很清楚,但通过镜片的周边部

分看物体时就会感觉到模糊,这就可能是镜片的阿贝数较低造成的。阿贝数越大,配戴者感觉到的模糊程度就越轻。

一般来说,镜片的折射率越大,阿贝数就越低,通过镜片周边视物时感觉到的模糊的程度就会越重。因此,镜片并不是越薄越好。对于度数低的人(400 度以下),配 1.50、1.55、1.60 折射率的镜片就够了,通过镜片的周边视物不会有明显的模糊,镜片的厚度也很合适。但对于高度近视的人,还是建议选择高折射率的镜片来减薄镜片的厚度,这样看起来更加美观。

(刘亚丽)

156. 树脂镜片的特点是什么

树脂镜片是由二乙二醇和丙烯醇酯反应聚合而成。树脂镜片重量轻(要比玻璃镜片轻得多)、抗冲击性好、耐高温、透光率好,接近玻璃性能,能阻挡紫外线,并可以根据消费者的喜好染色。但其表面硬度较低,容易被擦伤及磨损。树脂镜片折射率分为:1.499、1.56、1.60、1.67、1.70 和 1.74 等。

树脂镜片和镀膜镜片由于其特性较软,平时应注意不要让镜面直接接触硬物,清洗时先用清水冲掉镜片上的灰尘颗粒,或用少量洗洁精,用指肚轻轻涂匀两面后,用清水冲洗干净,最后用专用擦镜布或无屑的优质面巾纸将水分吸干;若还有油脂,可以到眼镜店做彻底清洗。

(胡东芳)

157. 树脂镜片有哪些工艺

树脂镜片的工艺有加硬、加膜(绿膜、紫晶膜、钻金膜等)、加防蓝光膜、加抗UV(紫外线)膜、加抗辐射膜、染色等。

镜片之所以要加硬、加膜,是因为树脂材料的抗摩擦性能不如玻璃材料,经有机硅化加硬处理后,树脂镜片的表面耐摩擦性能与玻璃镜片已经非常接近。如果镜片未经加硬再加上护理不当,短短几个月后,镜片表面就会磨花,会影响配戴者的视力健康。

(胡东芳)

158. 非球面镜片有什么优点

非球面镜片指从镜片中心到周边，曲率半径逐渐增加(镜片表面逐渐平坦)，表面弧度与普通球面镜片不同，折射面不是球面的镜片。它具有以下优点。

(1) 美观，影像逼真，视物更清晰，不易疲劳。非球面镜片不仅可以很好地消除周边的球面像差，更舒适、更容易适应，而且比相同折射率的球面镜片更轻、更薄，视野更宽。

(2) 非球面镜片不仅使镜片的中心厚度和边缘厚度减少，使镜片更薄，给配戴者自然视力，非球面设计还可以使中折射率镜片有高折射率镜片一样的平薄外观，将镜片边缘像差减至最低。

适合配戴非球面镜片的人群有：初次配戴眼镜、隐形眼镜和框架眼镜交替戴、高度近视、高度散光、对形象要求比较高、对边缘视野要求高(如驾驶员)、对自然视力要求高(如图纸设计师)、长时间高强度使用眼睛的人士(如电脑操作员)等。

(胡东芳)

159. 什么样的镜片能够保护眼睛

无处不在的紫外线和电脑屏幕所释放的电磁波会对眼睛产生积累性的伤害，增加白内障、黄斑变性的发生概率。如果您经常在室外活动或者经常要使用电脑，可以选择具有防紫外线、防电磁波、防蓝光等功能的镜片，以保护眼睛的角膜、晶状体和视网膜。

(胡东芳)

160. 学龄儿童选择哪种镜片好

学龄儿童活泼好动，经常丢眼镜、摔破镜片，这也是家长最担心的问题。儿童所用镜片不宜过大，配镜时一定要测量儿童的瞳孔距离和脸颊宽度。儿童多用光白镜片，光白镜片透光好。

学龄儿童都有不同程度的顽皮、贪玩，好奇心比较强，为了减少摔破眼镜的危险，选用光学树脂镜片较好。树脂镜片耐冲击性较玻璃镜片高，且树脂镜片轻,掉在地上也不易打破,价格又不太贵,可减少家长很多的烦恼。

（胡东芳）

161. 高度近视者如何选镜片

建议选择高折射率的树脂非球面镜片,同折射率的非球面镜片比球面镜片更薄,重量更轻,光学形变减少,边缘像差低,视物更清晰自然。但由于非球面镜片价格要高于球面镜片,同时折射率越高价格也越贵,因此可以根据自己的经济承受能力来决定,尽量选择高折射率的树脂非球面镜片,镜片更薄,更轻便,不易摔碎。

（王　骏）

162. 镜片如何防雾

所有戴眼镜的人,最大的烦恼就是镜片起雾。特别是天冷时,镜片起雾的现象更明显,影响视力,是生活、工作中不可忽视的事情。市场上有售防雾水,只要将防雾水涂在镜片上即可防止雾气产生。同时,也可以自制防雾水,用甘油 30 毫升,肥皂液 10 毫升混匀,然后加松节油数滴,搅拌均匀即可。使用时将防雾水涂在镜片上,再用擦镜布擦拭,防雾效果可持续 3～4 小时。

（胡东芳）

163. 镜片有保质期吗

不少人在验配一副眼镜后往往会一直戴下去,直到眼镜坏了或镜片摔碎等才会更换新眼镜。镜片使用年限过长,很可能由于镜片的不合适导致配戴者近视加速。

普通近视患者一般应 2 年更换一次镜片,一方面是调整度数,另一方面要更换因长期使用而产生磨损和老化的镜片。镜片在使用过程中不小心产生划痕或磨损,会导致本身的光学性能变差,配戴者应对镜片进行定期保养和检查,适时更换新的镜片,从而有效避免视力下降。

对于青少年而言,保养及更换镜片更应引起重视,青春期是用眼的高峰时期,日常的紧张学习易使近视度数增加。对于近视的学生来说,需要定期检查视力,如半年一次。若是检测出目前的镜片已经不再适合近视现状,则应及时换配新的镜片。由于镜片科技含量和专业性高，在验配镜片时需格外谨慎，应前往可信度较高的专业验配机构验配眼镜，避免买到劣质产品。

（胡东芳）

164. 为什么镜片要镀膜

我们使用的镜片上通常都会使用物理和化学的方法镀上单层或多层光学薄膜，最常见的是减反射膜层。因为不管镜片采用何种材料，都无法做到100%的透光率，总会有一部分光线在镜片的表面发生反射，无法通过镜片进入眼睛。通常来说，镜片材料的折射率越高，表面的反射也越严重。镜片表面的反射不仅会减少透光率，影响视觉清晰度，还会在镜片表面形成光斑和虚影，影响美观。而减反射膜层使镜面的反射光和镀膜的反射光相互干涉并消除，通过不同的膜层厚度选择，可以选择性地消除相应波段光线的反射而去除干扰光线，增加可见光透光率，提高影像质量，使我们看到的事物更清晰，减少视疲劳。同时还可以选择性地减少某些波段的光线(如紫外线或蓝紫光等会对眼睛造成伤害的光线)通过镜片，保护眼睛。另外，在减反射膜层上通常还会再加一层顶膜，这是一种高分子材料膜层，分子颗粒小，并且排列紧密，能够在镜片上形成非常光滑的表面，从而获得防水、防油、耐磨损等性能；通过一些特殊的处理，还能达到抗静电的效果，减少镜片表面对灰尘的吸附作用，保持镜片的洁净度和清晰度。

（张　铭）

165. 为什么镜片要防紫外线

在我们日常接触的阳光中，除了可见光外，还有一些光线是我们的眼睛看不见的，但却会对眼睛造成影响，如紫外线和红外线，其中紫外线对人眼的影响尤其大。现代医学已经证明，紫外线对人眼有致病作用，过多接受紫外线照射会导致眼睛干燥、疲劳，发生结膜炎、角膜炎等。紫外线还能对晶状体造成损伤，是老年性白内障的致病因素之一。许多人都知道紫外线会影响皮肤，导致皮肤癌，却不知道眼睛才是对紫外线最为敏感的部位，比皮肤更为脆弱。因此，我们在日常生活中应该要时刻关注对紫外线的防护。对于戴眼镜的消费者来说，选择一副能够全面防御紫外线的镜片是很有必要的一种自我保护。

（张　铭）

166. 如何分辨镜片是否具有防水、防油的功能

常戴眼镜的人都有一个困扰，就是眼镜脏了之后用眼镜布擦好久，还是不容易擦干净。现在有一种防水、防油的镜片，这种镜片的防水、防油膜层分子间结构致密，油污粘在其表面不容易渗入内部，因此非常容易擦除，眼镜容易打理。配眼镜时可以指明要具有这种功能的镜片。那怎样用简单的方法分辨出眼镜具有这种功能呢？第一，垫上眼镜布在镜片表面滑动，有防水、防油膜层的镜片表面非常光滑；第二，在镜片表面按上手指印或者用油性笔在镜片表面轻划几下，然后用眼镜布擦拭，一擦就干净的镜片表面肯定有防水、防油膜层。镜片表面越光滑，表面的污渍越容易擦拭，镜片防水、防油的性能就越好。

（刘亚丽）

167. 怎样快速辨别镜片的好坏

分辨镜片的好坏，最主要的是光学性能要好，换句话说，就是要看得清楚。我们需要从镜片的原材料和镜片表面的膜层来着手。决定材料清晰度的关键参数是阿贝数。阿贝数就是光线透过镜片后发生色散的系数，它越大，镜片越清楚。因此，想要看得清楚，要选择阿贝数大的镜片。

此外，镜片的反光要小，照射进镜片的光线就那么多，反射得越少，进入眼睛的就越多，透光率就越高。我们都有一个常识，白天看东西比晚上要清楚，原因就是光照充足。镜片透光率高了，光照就多了，也就更清楚了。好镜片的第三个要素就是耐用，镜片摸起来要光滑、耐磨。第四个要素就是健康，镜片要能够防护紫外线等有害光线，还要能防止电离辐射和静电。

当然，有些人度数很高，想要让镜片薄一些，这时候就需要牺牲阿贝数，选择薄的镜片，也就是折射率高的镜片。

（刘亚丽）

老花镜

168. 什么时候要戴老花镜

老视是每个人都会有的症状，当出现以下症状时，需要配戴老花镜。

(1) 近距离工作或阅读时需要把书本拿远，或者需要在光线强的地方阅读才能看清。

(2) 视疲劳，不能持久用眼，同时因过度调节容易发生眼胀、头痛等症状。

(3) 对于近视人群来说，近距离阅读时需要把近视眼镜摘掉或把读物拉远，也是老视的表现。

如果出现了老视，强撑着不戴老花镜，那么眼睛睫状肌过于疲劳，一定会加重阅读时的困难，产生头昏、眼胀等许多症状，影响生活和工作，这是很不明智的。因此，老花镜当配即配，不要单一以年龄为标准。

（王　骏）

169. 怎样配一副舒适的老花镜

配老花镜首先要验光，如果不验光就随便买一副老花镜来戴，可能会引起复视、眼胀等视疲劳症状，经过准确验光，才能合理确定度数，配一副舒适的老花镜。

配老花镜要考虑使用需要和习惯，要向验光师讲清您的需求，以便对镜片度数作适当调整。如果您看远、看近都需要眼镜的帮助，那就要配两副眼镜了，一副用于看远，一副看书、看报用。如果嫌两副眼镜太麻烦，也可以选用从上到下屈光度渐增的渐进多焦点镜片，上方适用于看远，下方适用于看近，使用很方便，但价格相对较贵。

（胡东芳）

170. 老花镜应多久更换

许多人老视度数的变化是有规律的，按照每 5 年加深 50 度左右的规律递增,因此每 5 年便需更换老花镜。曾有学者提出年龄和老视度数的对应关系:年轻时眼睛屈光状况良好,也就是无近视、远视的人,45 岁时老视度数为 100 度;55 岁提高到 200 度;60 岁左右度数为 250～300 度;60 岁以后老视度数变化较少。但这些数据并不绝对,还是要根据实际情况以及配镜后的舒适程度来更换老花镜。

(邹海东)

171. 配戴老花镜应注意什么

(1) 许多人初戴老花镜时会感到头晕不适,字体明显放大。这种情况除因初戴不习惯外,大多数是因为度数过高或有散光未矫正引起的,此时需要重新验光试镜,按新的度数定配眼镜或购买成品镜后方能戴。

(2) 单光老花镜只能用于视近(看书、写字等)而不能视远(看电视、走路)。若戴单光老花镜走路,肯定会出现视物不清、物像放大、头晕等不适症状。

(3) 有一部分中年人,镜片度数、镜架都没问题,但是看近物一段时间后,会出现明显的头胀、头痛等不适症状,其原因可能是双眼辐辏功能不好,需要加强双眼辐辏功能训练。

(4) 目前,在专业眼镜门店出售的成品老花镜,是按照国家标准加工并有合格证和适用瞳距范围的,在购买时可根据自己的度数和瞳孔距离选择合适的老花镜。

(胡东芳)

172. 配戴老花镜的四大误区是什么

(1) 图便宜,能看清楚就行。街边出售的老花镜一般双眼度数相同,瞳距固定,但大多数人都存在近视、远视或者散光等屈光不正的情况,而且双眼老化程度不同,瞳距也不同,如果随便配副眼镜,不但无法使视觉达到最佳效果,反而会产生视觉干扰,出现视疲劳等现象。

(2) 用放大镜代替老花镜。有人喜欢拿放大镜代替老花镜,放大镜放大效果折合成老花镜度数相当于 1 000～2 000 度,长时间“纵容”眼睛,等再配老花镜时就很难找到合适的度数了。

(3) 一副老花镜一戴到底。随着年龄增加,老视程度也会加深。一旦老花镜不合适就应当及时更换，否则会给生活带来诸多不便，还会加速眼睛老视的程度。同时，镜片的寿命有限，使用时间长了，镜片会出现划痕、老化等现象，造成透光度下降，影响镜片的成像质量。

(4) 不验光，不排除其他眼病。配戴老花镜前要对眼睛做全面的检查，包括远视力、近视力、眼压和眼底的检查。要排除白内障、青光眼以及一些眼底疾病之后，才能验光确定度数。老视度数随年龄增大而变化，因此最好每隔 3～5 年进行一次验光，不要长期戴度数过浅的眼镜。

（胡东芳）

173. 屈光不正或老视能戴别人的眼镜吗

矫正屈光不正和老视都必须进行验光检查，检查出准确的度数后，才能进行配镜，更好地提高视力。验光可分主观验光和客观验光，并根据每个人屈光不正的性质和不同的度数来配眼镜，因此每个人的眼镜度数是不相同的，即便屈光度数相同，瞳孔距离也不相同。至于老视，其度数随年龄不同而变化。因此，一副眼镜不是任何人都能戴，尤其是散光眼镜，不仅是屈光度大小的区别，散光的轴向更有所不同。切记不能随便戴别人的眼镜，如果戴上度数不准确的眼镜，平行光线通过晶状体聚焦后仍不能在视网膜上形成一个清晰的物像，视力理所当然不能提高，戴这样的眼镜不但视力差，还会造成视疲劳、眼胀、复视等症状。这对保护眼睛十分不利。为了使自己的眼睛处于舒适的状态，只有经过仔细验光后配戴合适的眼镜，才能更好地工作和学习。

（胡东芳）

渐进多焦点眼镜

174. 什么是渐进多焦点眼镜

渐进多焦点眼镜是专门为已经有老视的中老年人士设计，使其能看清近处的文字，同时又能看清远处目标的一种眼镜，可以简单地理解为能走路、能看远的老花镜。

渐进多焦点眼镜与普通的近视眼镜在外观上相同，但与近视眼镜只有一个度数不同，渐进多焦点镜片上有不同的度数，能够满足眼睛看远与看近不同距离的度数需求，只要眼睛视线上下移动，就能看清远处景物、室内物体和桌面文字等。这一功能的实现有赖于镜片上不同的功能区域——远用区域、渐进中距离区域、近用区域。

远用区域：视线通过该区域，可看清远方景物。

渐进中距离区域：视线通过该区域，可看清 0.5～4 米的中等距离目标。

近用区域：视线通过该区域，可实现近距离用眼工作或阅读。

另外，由于镜片自上而下的度数变化，在镜片两侧会产生度数不确定的区域，该区域位于镜片两侧的下缘，一般视线不会通过此区域。刚开始戴渐进多焦点眼镜的人，如果在眼睛不经意斜视时，视线通过此区域，会感到视物模糊或变形，但随着对新眼镜的适应，这种感觉会逐渐消失。

（刘亚丽）

175. 渐进多焦点眼镜为何能同时代替近视镜和老花镜

渐进片能通过表面曲率的变化，在镜片的不同位置获得连续变化的度数。这样一来，就可以把近视度数和老视度数都做在渐进片上，而且老视度数在镜片上是逐渐连续增加的，因此在合适的头位下，使用者通过这种镜片能够获得从远到近各距离连续的清晰视觉，符合自然的生理视觉需要，不再需要摘、戴两副眼镜。一般人从外观上也看不出渐进多焦点眼镜与普通近视眼镜或老花镜的区别,外观效果好。因此,对于既有近视又有老视的人来说,渐进多焦点眼镜可以完全代替原有的两副眼镜,既美观又方便。

（张　铭）

176. 哪些人适合配戴渐进多焦点眼镜

适合配戴渐进多焦点眼镜的人群有:老视度数较低的人士;初戴老花镜的人士;远视、近视的人士;除了远、近视力以外,还需中间视力的人士(如看电脑);不适应双光镜片像跳的人士;对美观要求较高的人士等。

（胡东芳）

177. 哪些人不宜配戴渐进多焦点眼镜

(1) 头部转动受限制,如类风湿关节炎、骨质增生导致的颈项强直者,对渐进多焦点眼镜的适应难度大。因颈部疾病引起颈部血管性眩晕综合征者,也不宜配戴渐进多焦点眼镜;但如果是单纯颈部屈曲和伸展受限者,可以配戴。

(2) 头位歪斜、头经常摆动的人。配戴渐进多焦点眼镜,要求两镜片上的“十”字正对两眼瞳孔,且在同一水平线上。这是双眼视觉平衡的最基本要求,只有这样才可使双眼感受舒服、平衡,否则视觉方向的对称性和双眼平衡被破坏,会使人不舒服。有的人行走时左右晃动幅度大或头经常不由自主地左右摆动,容易产生晕眩,这些人不宜配戴渐进多焦点眼镜。

(3) 对原来已戴眼镜者,要分析患者所戴眼镜是否正常。主要了解以下几个问题:①原眼镜两镜片的光学中心距离是否与两眼瞳距相等,如果相差较大,配戴渐进多焦点眼镜很难适应,因患者已习惯了不合适的光心距,一下子矫正必然不舒服。要想配戴渐进多焦点眼镜,必须先用普通眼镜把已习惯了的不正确的光心距矫正到与瞳距相符后,方可验配渐进多焦点眼镜。②配戴渐进多焦点眼镜时,一般前倾角为 10～15 度,如果前倾角过小,特别是前倾角为负值时,戴渐进多焦点眼镜会很难适应。如果想要配戴,必须在能适应前倾角为 10～15 度的眼镜时,方可验配。

(4) 一些人的体态可能影响验配渐进多焦点眼镜,如脖子短的人,低头较难,一般要求中距离视物时,在镜片上的视程较短,因此不宜用长渐进区的渐进多焦点镜片;另一种是个子矮小者,看东西时头会经常后仰,验配时也应注意。

特别提醒

人头部在快速地自主或被动运动中易产生头晕目眩的症状，如晕车、晕船等，是由人的平衡功能失调引起。还有些人有高血压或动脉硬化，常因脑供血不足而引起头晕，有的也可能引发血管痉挛而出现头痛。还有人因为耳前庭器官有炎症，也会发生眩晕。如果有以上症状，应慎重考虑验配渐进多焦点眼镜，否则难以适应。特别是年龄偏大者，适应性更差，更应慎重。

（胡东芳）

178. 验配渐进多焦点眼镜应了解哪些问题

(1) 渐进多焦点眼镜是配合人的立体视觉效果设计的，因此配镜后眼镜的各种参数一般不能再随便改动了。

(2) 看东西时，应适当地转动头部，让眼向正前方看，不要斜眼看。否则，眼镜两边像散区的棱镜效应会使人不舒服。

(3) 使用眼镜时，最舒适的位置是从上到下向前倾斜 10～15 度。

(4) 各种类型的渐进多焦点眼镜均有像散区，初次戴镜的人开始不适应，需要一段适应期，一般为 1～3 周。

(5) 渐进片上每个区域都有不同的镜度，戴镜者必须配合不同的视觉角度来使用镜片。①上光区的使用：目光平视时使用上光区，如看远处物体。②中光区的使用：目光略微下垂，如走路、办公等。③下光区的使用：目光向镜框底部，此时可能误进像散区，若误进了像散区，可配合头部的活动，以避开像散区的干扰。

（胡东芳）

179. 如何挑选渐进多焦点眼镜的镜架

可选择全框或半框的金属镜架，必要时可调整鼻托来改变镜眼距，达到最宽的视野效果。选择的镜圈必须达到所需的高度，垂直高度不小于 32 毫米，瞳孔中心至镜圈上缘 8～10 毫米，至下缘应大于 21 毫米。镜圈的鼻侧区域要足够大，可容纳渐进带；不应选择梨形、桃形和扁方形镜架。镜腿应选择能够自由调整、有足够长度的。不宜选择无鼻托的镜架，以免影响下光区的视野范围。不宜选择无框镜架，因其稳定性不佳，配戴后效果不理想。镜架材质应坚固、不易变形，避免由于镜架变形而造成不适。选择不易变形的镜腿，以满足调整倾斜角的需求。

（胡东芳　张　铭）

180. 两眼有屈光参差者能否配戴渐进多焦点眼镜

双眼无论是屈光性质不同，还是屈光程度大小不等，都叫屈光参差。若两眼屈光参差小，不影响双眼单视者，称为生理性屈光参差；若影响双眼单视功能者叫病理性屈光参差。一般认为，判定屈光参差的标准为双眼屈光相差 250 度及以上。在渐进多焦点眼镜的验配中，一般要求屈光参差小于 200 度。如果有散光，应控制在垂直方向上的屈光参差不大于 200 度。

凡有以下情况之一者均不宜验配渐进多焦点眼镜：①双眼屈光参差大于 200 度；②散光大于 200 度；③散光轴位不对称时；④双眼的眼位高低不一，看远时问题不大，但视近时易产生视疲劳，最好不配。

儿童的耐受能力和适应能力比大人强，因此屈光参差可控制为：球镜小于 300 度，柱镜小于 150 度。对于并发有斜视、弱视的屈光参差，应先矫正弱视，再矫正斜视，最后按矫正屈光参差的顺序进行矫正治疗。双眼单视功能不好者，应慎用渐进多焦点眼镜。

（胡东芳）

181. 学生应如何验配渐进多焦点眼镜

学生配戴渐进多焦点眼镜的好处是由看远转到看近时减少了眼的调节，防止视疲劳，同时可纠正学生看书、写字的不正确姿势。青少年配戴渐进多焦点眼镜一般为 10～18 岁，屈光度一般为 100～300 度，下加光度一般为 100～200 度。如果看远光度配足，瞳高可以高些，如果看远光度不足，瞳高可以低些；下加光度可以根据看远光度的深浅来定，看远光度深时，下加光度可以多一些，否则下加光度可少一些。其他注意事项与中老年渐进多焦点眼镜验配要求一样。应注意的是，青少年配戴渐进多焦点眼镜应每半年左右复查一次，视眼睛度数变化情况，酌情处理。

（胡东芳）

182. 验配渐进片为什么要测那么多参数

由于渐进片的设计不同于一般的单焦点镜片，在加工制作的时候需要保证镜片能够戴在使用者眼前准确的位置上，在验配过程中需要测量比较多的参数。

验配渐进片时需要测量使用者的双眼瞳距和单眼瞳高，如果使用者选择了更复杂的个性化设计的渐进片，那么还要根据镜片不同的设计测量相关参数，如镜架前倾角、面弯、镜眼距和主视眼等其他参数。

（张　铭）

183. 为什么戴渐进多焦点眼镜需要适应期

因为渐进多焦点眼镜属于一种融合了眼睛生理及光学设计、光学材料等方面的高科技产品，镜片上不同的位置所起的作用是不同的。除了个性化设计的渐进多焦点眼镜外，其余的渐进多焦点眼镜都是研究了大多数人的眼生理特点而设计的。如果配戴者平时有特别的戴镜习惯或者以前的眼镜与现在所配的渐进多焦点眼镜度数或瞳距不同，在刚开始戴新的渐进多焦点眼镜时会觉得与以前不一样，因此需要一定的适应期。不过，设计越高级、越个性化的产品适应期越短。如果能把自己平时的戴镜习惯、阅读习惯等详细信息告知配镜师，也可以从大众化的渐进多焦点眼镜中挑到适合自己的产品，就很容易适应。渐进多焦点眼镜的适应期长短根据所配眼镜的下加光度数、渐进片的品种不同而不同，一般为 2～10 天。对于同一种渐进片来说，下加光度越低，就越容易适应。如果连续戴 10 天都无法适应，可能的原因有四种：①使用方法不当，或不知如何使用；②镜框没有调整好，远用和近用眼位没有对准；③所选渐进片的品种不适合自己；④验光的度数不准确，因此一定要准确验配。

（刘亚丽）

184. 一副渐进多焦点眼镜能戴多久

渐进多焦点眼镜一般在老视的初期验配，一副眼镜可以戴 5～8 年。40～50 岁这十年间，大部分人的近点距离（人眼能看清楚的最近的点）由 20 厘米远移到 40 厘米，只移动了 20 厘米，这时如果完全不戴老花镜，只通过将书报、手机等拉远来看也可以看清楚,因此在 40 岁的时候验配一副老视度数为 75 度的渐进多焦点眼镜,到 50 岁时还可以戴。在这一阶段,一副渐进多焦点眼镜可以戴较长的时间。但如果在老视的中期验配渐进多焦点眼镜,一副眼镜最多能戴 4 年。

50～60 岁这十年间,大部分人的近点距离由 40 厘米远移到了 100 厘米,移动了 60 厘米。如果在这一阶段初次验配渐进多焦点眼镜,就不能期望它能使用非常长的时间。60 岁以后,老视度数的增长逐渐变缓,65 岁时老视度数就基本稳定了。渐进多焦点眼镜又可以戴较长的时间了。

(刘亚丽)

太阳镜

185. 镜片上的 UV 指数是什么含义

波长为 200～380 纳米的不可见光被称为紫外线(UV),它与我们眼睛的健康有很大的关系。紫外线照射强度越高,眼睛发生白内障、角膜炎、黄斑变性和睑裂斑的机会就越大。对太阳镜来说,UV 指数也就是滤除紫外线的效果。目前,大多数太阳镜的 UV 指数在 96%～98%之间,深色镜片比浅色镜片要好些。

标注有 UV400 或 100%UV 的镜片经过特殊的加工处理,能完全阻挡波长小于 380 纳米的紫外线,可以给我们的眼睛带来充分的保护。在购买太阳镜时,要注意是否有阻挡紫外线的相应标记。

特别提醒

从视觉角度讲,遮阳效果、看物体清晰度较好的镜片色彩为灰色、墨绿色和茶色,其他镜片色彩的浅色太阳镜装饰性更强。

(胡东芳)

186. 什么是偏光镜片,偏光太阳镜的种类有哪些

偏光镜片是一种特殊镜片,在镜片上加入垂直向的特殊涂料,只允许光线在某个方向上通过,可以过滤太阳光照在水面、陆地或雪地上水平方向反射的刺眼光线,使光线变得柔和舒适,并且能够减少眩光,看物体更清晰。偏光镜片同时可以提升景物色彩的对比,具有极佳的抗强光能力。

不同颜色的偏光太阳镜具有不同的特性。灰色或墨绿色镜片在视物时可保有最自然的色彩,是很好的选择;棕色或咖啡色的镜片由于可以增强颜色的对比,是驾车时的首选镜片;琥珀色、黄色或橘色镜片有非常清晰的视野,适合在阴天时使用,但却不适合在阳光下使用;淡红色或朱红色的镜片,在眩光很强的情况下可以加深对比度及饱和度,非常适合于水上活动及雪地活动使用。

(胡东芳)

187. 偏光太阳镜跟一般的太阳镜有什么不同

偏光太阳镜与一般太阳镜最大的区别在于，偏光太阳镜能够过滤掉某个特定方向射来的偏振光，而普通太阳镜只是全面减少进入眼睛的光线量。

当阳光照射到光滑物体表面上形成反射时，会形成偏振光，比如在汽车挡风玻璃上以及柏油路面上的反光就是偏振光，这种反射光与直接来自太阳的光线的不同之处在于秩序。

偏振光是由朝一个方向振动的波形成的，而一般的光则是由不定向振动的波形成的。换句话说，偏振光是一种有秩序的光。偏光镜片对阻挡这种光特别有效，因为它的过滤性在发挥作用。这种镜片材料的分子排列具有方向性，如同百叶窗的结构一般，能够只让朝一定方向振动的偏振光通过，就像将光“梳理”了一样。

因此，当我们看到路面反光的时候，使用偏光太阳镜能够阻止与道路平行振动的光波通过，这样，大部分的反射光就被消除掉了，而周围环境的整体照明度并未减少，我们看到的景象就会清晰而不刺眼。在进行驾驶、钓鱼、滑雪等户外活动时，偏光太阳镜能够比一般太阳镜更好地减少水平反射眩光对视觉的影响，让我们视野更清晰，从事各种活动的时候也更安全。

（张　铭）

188. 如何选购太阳镜

一是看清产品标识，注意眼镜上是否注有防紫外线功能和抗冲击功能的标识。不是所有的太阳镜都能防紫外线，如果是有防紫外线功能的太阳镜，在产品标签或眼镜正面应当有“100％UV”“UV400”等标识；如果是具有抗冲击功能的太阳镜，在标签或说明书上应当有“有抗击性能”“通过美国 FDA 认证”等内容。同时，这些标识或说明书要保留好，万一发生问题则有据可依。

二是观察镜片质量。将太阳镜置于眼前，透过镜片观察远处，将眼镜上下左右移动时，目标不应有摆动，镜片颜色应稳定。透过镜片看周围的景物，颜色应不失真，具有识别不同颜色信号灯的能力。太阳镜镜片颜色的深浅对抵抗紫外线并没有很大帮助，挑选太阳镜除了追求美观、认清标识，更要注意太阳镜的保护作用，好的太阳镜可以有效阻挡紫外线和防眩光，能减少亮光、紫外线和眩光对眼睛的伤害。偏光镜片、镀减反膜镜片等都可以使太阳镜更好地减少眩光、防反射光，在雾天和阴天增加物体对比度，使视野清晰。

（胡东芳）

189. 如何选择太阳镜的镜片颜色

太阳镜不只是时尚配件，它们还能保护眼睛，使之免于受到人类肉眼看不见的短波紫外线照射的伤害。太阳镜还能为我们带来更好的视觉舒适度，因为它们能最大限度地减少强烈阳光产生的刺眼眩光。阳光和反射越强烈（如阳光照射在水面上或在覆雪的高山上时），对于眼睛的保护就越重要，也就是说，镜片的颜色要更深。在极端的条件下，可以采用附加的镀膜来达到加倍保护的作用。

太阳镜镜片的颜色越偏中性的白色，对色觉影响越小。太阳镜镜片的功能在于适度减弱光线，让我们能正常看见所有的色谱。这一点对于驾驶（开车或骑摩托车）专用的太阳镜更为重要。镜片的颜色不要选择吸收度太高的深颜色，否则可能会干扰我们识别交通信号灯的能力。有些颜色不适合驾驶时戴，如深蓝色和深红色。吸收度高于 25％的太阳镜不适合在夜间或晨昏弱光环境下驾驶时使用。

基于时尚和实际因素考虑，少数情况下不适合使用标准灰色、棕色和深绿等颜色的镜片。镜片对人眼自然色觉的影响取决于颜色，但戴一段时间以后，眼睛会适应这个滤光效果，大脑便会识别出正确的自然颜色。

常听到某种特定镜片颜色会影响视觉或心情的言论，但事实上，彩色镜片对视觉的正面或负面影响因人而异，因此建议大家在配镜时应多试几种不同的颜色。

（杨友华）

190. 太阳镜的保养方法是什么

太阳镜的保养方法同一般眼镜一样，清洗、收叠、存放都要养成良好习惯。另外，太阳镜经常脱戴，镜片容易刮伤，因此要特别注意一些小细节，如太阳镜镜片上有污点黏附时，别用指甲去抠，容易刮伤表面。

太阳镜在不戴时，不应将太阳镜架在头上或挂在衣领、口袋上，这样容易造成太阳镜的折断或撞坏。如果将太阳镜放入包内，建议先放进硬质的眼镜盒后，再放入包内，以免被硬物磨损镜片，或沾染到化妆品。

开车族时常会顺手将太阳镜放在仪表板上或座位上，这是非常不好的习惯。太阳镜会因高温的烘烤而变形，塑料镜框更是如此，最好是带下车，或者收藏在眼镜盒内。

此外，无论将太阳镜收藏于何处，请务必记得镜面朝上。

（胡东芳）

191. 哪些人不宜戴太阳镜

青光眼患者由于房水循环障碍，眼内压增高，致使视盘萎缩，视野缺损，从而导致视力下降。如果戴上太阳镜，就会因为光照减少，瞳孔放大，加剧眼内房水循环障碍，使本来就已经很高的眼内压进一步增高，不但使病情恶化，而且增加痛苦，甚至造成失明。

视神经视网膜炎的患者戴太阳镜会加剧视神经的传导障碍，对康复不利。

全色盲患者戴太阳镜并无大碍。但部分色盲的患者只对几种颜色缺乏辨别能力，若戴上太阳镜会使其辨色能力更低。

夜盲症患者由于维生素 A 长期摄入不足，体内参与暗视觉反应的视黄醛得不到有效的补充，因此在昏暗的光线下，患者的视觉会受到影响，故不适合戴太阳镜。

（胡东芳）

192. 儿童可以戴太阳镜吗

烈日暴晒时，我们没有办法阻止孩子们出去玩。细心的父母会给孩子们涂上防晒霜，并会遮盖孩子的头部以抵挡烈日。另外，在戴帽子和涂防晒霜的同时，也应该戴太阳镜。

儿童的眼睛中进入的光线比成人多，这就意味着紫外线可以对其造成更多伤害。如果长时间接触太阳光，永久伤害的风险将大大增加。长期受到紫外线照射会导致健康问题，如白内障等。

因此，太阳镜对儿童而言也很重要。

（杨友华）

193. 如何挑选儿童太阳镜

镜架不得有锋利边缘，也不应易于损坏，否则孩子在玩耍时有可能会伤到自己。优质的镜片更加重要。对于成人和儿童而言，戴太阳镜都会导致瞳孔放大。如果太阳镜的镜片不提供适当的紫外线防护，危险的紫外线会毫无阻碍地穿透，在某些情况下会导致永久伤害。确保镜片有"CE"标志和"UV400"等标签。为安全考虑，儿童太阳镜应当选用不易碎的树脂镜片。

特别提醒

①为确保孩子们真正愿意戴太阳镜，应让孩子参与挑选太阳镜。②太阳镜不适合于婴儿，因为婴儿的鼻梁和耳朵还没有发育到足以戴眼镜的程度。对婴儿来说，最好的防护是戴宽檐帽或者让他们处于阴凉处。③儿童一定要在进入学前班前有适合自己的太阳镜。

（杨友华）

194. 变色镜片有什么功能

一般情况下，变色镜片分为两种，一种是膜层变色，就是在镜片的表面均匀地附上一层变色物质；一种是片基变色，就是在镜片树脂基材中放入变色物质。片基变色会出现薄的地方变色浅、厚的地方变色深的现象，戴起来不够美观。目前，人们更倾向于购买膜层变色的变色镜片，因为其不受自身度数的影响，可以均匀地变色。下面来聊聊变色片的一些性能，便于大家在购买时能有的放矢。

变色镜片一般都是感应紫外线变色的，当走在充满紫外线的室外，镜片会迅速变深，阻止了紫外线对人眼的直接伤害，还能起到防眩光的作用；而到了室内，随着紫外线的减少甚至消失，镜片会慢慢变浅，恢复透明清澈的状态，帮助我们更好地看清室内的物体。尤其对于近视的人来说，一副眼镜解决了两个问题，非常方便。

除此之外，变色镜片的颜色也很多，目前市场上最流行的当属灰变、茶变以及绿变，可以根据喜好、着装选择不同颜色的变色镜片。

不同的生产厂家会有不同的技术，达到的效果也会有所差别，因此在选择变色镜片时，最好选择知名品牌的变色镜片，这些变色镜片可以做到快速变色，并且能在不同气候、地区和天气条件下获得更为稳定的变色性能。

变色镜片在很大程度上方便了人们的生活，为人们眼睛的健康贡献了一份力量。

（刘亚丽）

195. 人人都适合戴变色镜吗

为了避免、减少红外线和紫外线对眼睛的损伤，配戴变色镜是很有益处的。但是青光眼患者不宜在暗处工作或看书时间过长。尽管变色镜在室内自然光下颜色很浅，但对于青光眼患者，特别是闭角型青光眼患者来说，最好不选用变色镜。此外，高度近视、高度远视的患者由于屈光度数太高，变色镜的颜色深浅不一致，会影响视物清晰度，故不宜配戴变色镜。

（胡东芳）

隐形眼镜

196. 隐形眼镜有几种类型

日前，市面上的隐形眼镜种类繁多。按配戴方式可分为长戴型（戴镜睡觉）和日戴型（临睡前摘镜），眼视光专家倡导“日戴更安全，长戴要小心”。按照隐形眼镜材料的亲水和疏水性可分为软镜和硬镜，通常成人日常使用的是软镜。软镜按照功能又分为视力矫正镜片（矫正近视、远视、散光或老视）、彩色美容镜片（改变或增强虹膜颜色，起到美容效果）和医用治疗镜片（角膜病变或术后起保护创面作用）。软镜按照建议更换周期又可分为传统型（3 个月以上）、更换型（3 个月以内，需要护理）和抛弃型（只用一次就抛弃，无需护理）。镜片使用周期越短越健康。

（王华崇）

— 专家简介 —

王华崇

王华崇，强生视力健商贸（上海）有限公司专业事务副总监。曾担任眼视光学医师，服务过诺华视康公司和陆逊迪卡（亮视点眼镜连锁）公司，曾参编全国高职高专教科书《角膜接触镜验配技术》。

197. 配戴隐形眼镜应注意哪些问题

配镜前应到正规的专业眼镜店或眼科医院做眼部检查和验光，并根据检查结果结合个人需求选择适合自己的隐形眼镜，戴镜后 1 周、1 个月、3 个月时及以后每半年均需回原配镜处，请验光师进行复查。

在摘戴镜片前要洗净、烘干双手，并将指甲剪短，以免误伤眼睛或损坏镜片。戴镜前应仔细检查镜片是否有破损，表面是否有异物、沉淀物等。戴镜时应将镜片置于示（食）指指尖，使镜片呈自然形态，分清镜片的正反面，养成每次先从右眼开始戴、取的习惯（先右后左）。

戴镜时若出现不适，应立即取下镜片，检查镜片是否损坏、是否有异物附着、是否正反面戴反，是否左右戴反等。若有持续不适或症状严重，应马上取下镜片，并到原配镜处进行检查。若工作环境中有挥发性化学物质，应避免在工作区内戴。彩色镜片尽量不要使用双氧水护理、清洁。应严格按照规定程序护理、浸泡镜片，浸泡时间应不少于 4 小时。上妆时，应先将隐形眼镜戴上，再开始眼部化妆；卸妆时，应先将隐形眼镜取下，再开始卸妆。

（胡东芳）

198. 怎样正确取下隐形眼镜

取下和戴上隐形眼镜前的准备工作是先用肥皂洗手，彻底冲洗掉手部化妆品、纤维物、油污、油脂类等物质。戴隐形眼镜时，应先把镜片放在右手示(食)指尖上，左右镜片不要混淆。审视镜片有无翻转，若翻转要立即纠正。观察时注意镜片的侧面，若侧面凸出、弧度一致则为正面；若镜片呈草帽形则是反面。

用左手示(食)指、拇指分开上下眼睑，右手示(食)指托镜片，然后将隐形眼镜覆盖在黑眼珠上。再将上下眼睑轻轻合上，隐形眼镜就会固定在角膜上。隐形眼镜若凝滞在眼睛上不动时，可滴一滴生理盐水，眨动眼睛即可。

取下隐形眼镜时，先分开上下眼睑，示(食)指和拇指将镜片捏住取下，放入贮存盒内。如果隐形眼镜取不下时，多滴几滴生理盐水，就可取下了。

特别提醒

遇到镜片粘在角膜上取不下来时，大部分是镜片失水、干燥造成的，首先要保持冷静，不要强行用蛮力摘取镜片，这样可能会损伤角膜。应在眼睛里滴几滴润眼液，闭上眼睛转一转，再观察镜片是否还存在于眼睛里。若这时感觉不到镜片，可能是镜片已经掉出来了；若镜片还在，眨眼后再按正常的摘取隐形眼镜的步骤进行摘取；若是还取不下来，最好去医院进行处理。

（胡东芳　陈惠君）

— 专家简介 —

陈惠君

陈惠君，海昌隐形眼镜有限公司管理部协理，专业事务部主管，高级验光技师。

上海市眼镜行业协会专家组成员，上海市医学会视光学专科分会委员，上海市职业技能鉴定中心考评员。

擅长角膜接触镜、渐进多焦点镜片的验配和专业技能培训。

199. 外出时，隐形眼镜掉出来怎么办

有时出门在外，隐形眼镜会不慎掉出，最好的处理方法是捡起后立即用护理液浸泡，不要让隐形眼镜在空气中风干太久。因为镜片在干燥的过程中很容易发生变质，并且易有裂痕或刮痕出现，也容易伤及角膜。

（胡东芳　陈惠君）

200. 怎么区分隐形眼镜的正反面

外观法：把镜片放在手指上，如果边缘内扣像碗，就是正面；如果像碟子一样摊开就是反面。

挤压法：把镜片放在示（食）指和拇指中间挤压，正面向内闭合，较有弹性；反面向外坍塌，没有弹性。

推动法：把镜片放在注有护理液的双联盒里，用镜片夹推动镜片，若为正面，镜片呈悬浮状态，容易推动；若为反面，则镜片沉在盒底，不容易推动。

（陈惠君）

201. 什么情况不适合戴隐形眼镜

不适合配戴隐形眼镜的情况有以下几种：①有眼部疾病。包括感染性疾病（如结膜炎、角膜炎、泪囊炎等）和其他眼病（如干眼症、泪道阻塞、睑内翻、急性虹膜睫状体炎、青光眼等）。②有全身疾病，如糖尿病、关节炎、鼻窦炎等。③环境条件差，如有风沙、灰尘、挥发性酸碱物等。④个人习惯不好，如不讲卫生、不能按照要求进行操作等。

其中，眼部疾病又可分为暂时不能戴隐形眼镜和绝对不能戴隐形眼镜两种情况。

暂时不能戴隐形眼镜的眼病包括：①眼睛发生炎症，如结膜炎、角膜炎，眼结膜充血、发红等；②急、慢性泪囊炎，眼角流脓，经常流泪等。以上情况可以在治

疗后再配戴隐形眼镜。

绝对不能戴隐形眼镜的眼病包括:①严重的结膜、角膜干燥症者;②重症睑裂闭合不全者。

(胡东芳　陈惠君)

202. 戴隐形眼镜会影响眼睛健康吗

与戴隐形眼镜相关的眼部问题可能发生,但很罕见。隐形眼镜本身不会造成眼部感染,不洁净的镜片上的病菌才是致病根本。缺乏正确的卫生习惯或者隐形眼镜的不当使用是引发眼部问题的最常见原因。只要根据眼保健专业人士的指导,使用正确的方法消毒、清洁、更换镜片,造成眼部感染的概率很小。

另外,镜片更换得越勤,越能保证眼睛的健康,因为这样镜片上堆积沉淀物的概率就越小。这样做不仅能帮助降低感染风险,还可以保持镜片的舒适度以及良好的视觉感受。研究显示,配戴日抛型软镜能降低一些并发症出现的风险,例如隐形眼镜护理操作不当造成的戴镜不适及眼部炎症。

特别提醒

长时间戴隐形眼镜可能会导致视疲劳、干眼症、角膜知觉减退、结膜充血、角膜上皮损伤等并发症。因此,隐形眼镜有严格的医学验配流程,必须在专业医疗机构正确验配。一般建议软性隐形眼镜每周戴5天,每天连续戴不超过8小时。但长期戴隐形眼镜并不会引起角膜变薄等,不必过于担心。

(徐　康　唐雯玮)

—— 专家简介 ——

徐　康　唐雯玮

徐康,复旦大学附属华山医院眼科副主任医师,上海市医学会视光学专科分会屈光学组委员。熟练掌握眼科常见病、多发病的诊断和治疗。擅长准分子激光近视矫正手术、白内障超声乳化手术、OK镜及RGP镜的验配。在青少年近视防治、小儿弱视、眼表疾病的治疗等方面有丰富的临床经验。

唐雯玮,国家高级验光技师,高级定配工。曾任上海健康医学院视光系教师,现任强生视力健商贸(上海)有限公司专业事务助理经理。擅长隐形眼镜相关知识的教学。

203. 初次配戴隐形眼镜后会有哪些不适

（1）感觉东西被放大了。其实东西并没有放大，会感觉东西放大是因为之前配戴的框架眼镜的镜片会成一个缩小的像（近视度数越深，看到的物象就越小），当换成隐形眼镜时，所成的像与实物接近，因此感觉东西放大了。

（2）眼睛发红。可能的原因有眼干、配适过紧、镜片护理不当、镜片破损或老化，急、慢性缺氧导致角膜水肿，上眼睑过紧（眼睑力过强）增加了镜片对眼球的摩擦力，护理液过敏、眼睛疲劳、配适过松、眼部炎症或者疾病等。

（3）看近不清或者视近困难。初次配戴隐形眼镜出现这种情况，可能是正常的适应现象。刚戴上就觉得看近不清很有可能是镜片的度数过足（近视度数过高或者远视度数偏低），或者是有老视存在；戴镜数小时后出现视近困难有可能是眼部疲劳，或者瞬目次数减少或不充分，出现眼干的现象。

（4）流泪。若是初次配戴隐形眼镜，流泪属于正常现象，通常 10～15 分钟消失。但如果超时还是流泪的话，就需要取下镜片查看有没有戴反，镜片表面有没有损伤或异物。造成眼睛流泪的原因有很多，比如结膜炎症、沙眼、刺激性物质进入眼睛等，需要进行眼部检查以明确原因。如果眼睛是健康的，就可以配戴隐形眼镜。

（胡东芳　陈惠君）

204. 长期戴隐形眼镜会加深近视度数吗

在规范验配的前提下，正确戴隐形眼镜不会加重近视。有多项研究发现，正确配戴隐形眼镜并合理用眼不会影响视力。专家建议在验配隐形眼镜时，需要进行规范的眼部检查，内容包括以下几点。

（1）视力和屈光检查，评估戴镜度数是否需要调整，是否达到最清晰的视力。

（2）角膜曲率检查，测量角膜的弧度，有助于选择最合适的隐形眼镜。

（3）眼附属器和眼前段检查，检查眼睑皮肤、睑缘、睫毛、睑结膜、角膜、角巩缘、球结膜、泪膜等结构的健康程度。通过全方位客观分析，了解眼部状况，远离眼部疾病。

（唐雯玮）

205. 为什么说隐形眼镜使用周期越短越健康

戴隐形眼镜时间越短，镜片上累积的沉淀物越少，从而减少不良反应。更换时间越短，镜片越干净，戴镜者感觉更舒适，视力更清晰。同时也降低镜片破损、损伤眼部的概率。抛弃型镜片设计的理念是在使用隐形眼镜相关问题出现前就更换使用新的镜片。基于对配戴者眼健康的考虑，我们倡导“越短越健康，最短最健康”。

（王华崇）

206. 日抛隐形眼镜更健康吗

隐形眼镜属于第三类医疗器械，作为注册医疗器械，所有隐形眼镜必须达到中国隐形眼镜国家标准，因此听从眼保健专家的指导戴镜非常重要。

日抛隐形眼镜可以有效降低沉淀物在镜片上堆积的概率，降低眼部感染的可能，相比年抛隐形眼镜更健康。如同经过消毒反复使用的注射器针头不如一次性注射器更健康、安全，隐形眼镜也一样，需要注意到健康及卫生问题，因此建议使用短周期更换型隐形眼镜，最好是日抛隐形眼镜。

更换型隐形眼镜（日抛或需要戴后护理的更换型镜片）已经在市场中有近 30 年的历史了，许多临床试验证明了更换型隐形眼镜的理想表现，包括良好的舒适度和视力以及极少的并发症。配戴日抛隐形眼镜被证实为一种非常健康和方便的配镜方式。

（唐雯玮）

207. 月抛隐形眼镜满一个月必须更换吗

隐形眼镜如果超期使用，健康隐患会大幅增加，为确保眼健康，建议镜片的使用周期应在规定时间内。因此，即使不是每天戴月抛隐形眼镜，还是建议遵循使用周期，在镜片开封满一个月时进行更换，这样才能保证眼睛的健康和安全。同时，在不用镜片时，也需要将镜片清洁后持续置于护理液中保存，按照说明书要求定期护理镜片，并清洗消毒镜盒后自然风干，至少每 3 个月更换新镜盒。不要长期将存有镜片的镜盒放于阴暗、潮湿、空气不流通的场所以防真菌污染。在使用前一天需做再次清洗及更换护理液。另外,如果只是偶尔戴隐形眼镜,推荐使用日抛隐形眼镜。日抛隐形眼镜每天更换新镜片,沉淀物少,还可以免除护理的麻烦,是更健康和方便的选择。

(杨京伟)

— 专家简介 —

杨京伟

杨京伟,强生视力健商贸(上海)有限公司专业事务部助理经理。曾任同济大学附属东方医院眼科医师。

在眼科临床工作、眼科医疗器械市场营销、对临床医护人员及眼镜行业专业从业人员的专业教育培训工作方面经验丰富。

208. 隐形眼镜的透氧性是什么

角膜是全身唯一一处没有血管的器官。作为最重要的屈光介质,角膜也与皮肤一样需要自由的呼吸。隐形眼镜戴在角膜上,相当于一个障碍物阻挡在角膜前,角膜维持正常生理功能需要的氧气很大程度上依赖于镜片本身的透氧性。透氧性对于戴隐形眼镜者的眼部健康非常重要。镜片的透氧性取决于镜片的厚度、含水量、镜片材料、镜片设计以及镜片的松紧度等。

一般的隐形眼镜可以满足配戴者日戴所需,当前高透氧的隐形眼镜已经成为选择的新趋势,特别是新一代隐形眼镜——硅水凝胶隐形眼镜,因为比普通水凝胶隐形眼镜高出数倍的透氧性而受到人们的追捧。这种新型隐形眼镜在材料中加入了硅元素,相当于直接为氧气开辟了一个专门的通道,使氧气可以穿过镜片直接到达角膜表面,因此有部分经过审批的硅水凝胶隐形眼镜是可以过夜戴的,满足了闭眼情况下的氧气穿透要求。

(胡东芳 唐雯玮)

209. 硅水凝胶隐形眼镜一定比水凝胶隐形眼镜好吗

水凝胶隐形眼镜在 20 世纪 50 年代末就问世了,现在依然是主流,且不断在改进，特点是镜片柔软、舒适。水凝胶隐形眼镜主要依赖镜片内的水来传递氧气到角膜，故其透氧性受到含水量的限制，不宜超长时间戴。

硅水凝胶隐形眼镜在镜片中添加了有机硅，通过硅直接传递氧气到角膜，使得镜片的透氧性较水凝胶隐形眼镜大幅提高，适合超长时间戴。部分硅水凝胶隐形眼镜经过国家食品药品监督管理局批准后，还被用作医疗绷带镜，用于角膜手术后或治疗严重的角膜炎等。但是，也因为硅成分的添加，使得硅水凝胶隐形眼镜比水凝胶隐形眼镜要硬，有些人会觉得有异物感而无法耐受。

因此，不能片面评价硅水凝胶隐形眼镜和水凝胶隐形眼镜哪个好，关键是要适合配戴者。如果你每天需要较长时间戴隐形眼镜，并且你的眼睛能够适应硅水凝胶材质，那可以选择硅水凝胶隐形眼镜，以拥有更好的透氧性；而如果你的眼睛对材质比较敏感或容易过敏，那最好选择水凝胶隐形眼镜，因为它能提供更好的舒适度，并且也满足日戴（不戴镜睡觉）的透氧要求。同时，选择隐形眼镜时还应考虑其他多种要素，如使用周期、保湿工艺、光滑度、柔软度及紫外线防护等，不能片面强调镜片的材质。

（胡东芳　杨京伟）

210. 隐形眼镜的含水量越高越好吗

软性隐形眼镜的材料中有很多化学成分能与水分子反应或吸附水分，从而使材料具有一定的吸水性。在隐形眼镜制造过程中，镜片完全水合后，所吸收的水的质量占镜片总质量的百分比就叫做隐形眼镜的含水量。软镜的含水量一般为38％～80％。

很多人会错误地以为含水量高的镜片戴起来眼睛就会很湿润、舒适，其实眼睛的湿润与镜片的含水量是两个不同的概念。理论上，其他参数不变时，镜片的含水量越高，镜片越柔软，戴镜时就越舒适；但含水量过高的镜片很脆，易破损，镜片通常都会比较厚，容易变色、变形、吸附沉淀物，长期戴易导致视物模糊和舒适度下降。另外，过高含水量的镜片还容易“吸”走我们眼睛表面的泪液以保持镜片本身的含水量，眼睛发生干涩症状概率相对高。

因此，隐形眼镜含水量高低没有绝对好坏，关键是要适合自己。

如果你的眼睛能够适应高含水量的镜片，那你可以选择高含水量的镜片，以拥有更好的舒适度；而如果你的眼睛容易干涩，那就最好选择低含水量且保湿效果好的镜片，以减少眼睛干涩。同时，选择隐形眼镜时还应考虑其他多种要素，如使用周期、保湿工艺、光滑度、柔软度及紫外线防护等，不能片面强调镜片含水量这一种参数。

（杨京伟）

211. 配戴“美瞳”有风险吗

所谓的“美瞳”，即彩色隐形眼镜，指的是单一颜色或者多种颜色的软性角膜接触镜，也称彩片。其实，最早的彩片是给有眼疾的人士使用的，现在彩片已然由单纯的视力光学矫正产品发展成了彩妆的延伸部分，但这是否意味着彩片可脱离医学范畴而成为单纯的时尚用品呢？答案是否定的。

虽然彩片有美容的功能，但它本质还是一种医疗器械，跟所有隐形眼镜的验配要求是一样的，且需通过正规渠道获得，还必须经过认真的验配和护理，定期随访，这样才能保证彩片的安全性。若是配戴不合格的彩片，或者随意配戴而不进行护理，可能会导致结膜炎等。

无论在中国还是国外，对彩片的要求跟其他隐形眼镜是一样的，还会更注重彩片中的色素、染料等是否足够安全等。购买美瞳产品时，最好购买在正规机构监控下完成的彩片，并且要安全正确地使用。彩片的配戴要求和隐形眼镜是一样的，包括配戴方法、护理方式，并做到定期随访。

（瞿小妹）

212. 彩片和普通白片有什么区别

彩片，即彩色隐形眼镜，和普通隐形眼镜（白片）都属于第三类医疗器械，是受严格监管的一类产品。在验配方面，同样需要专业的检查和验配，选择最适合自己眼睛的产品，这也是我们使用所有隐形眼镜的前提。

两者的区别主要是外观。彩片是在透明材质中加入色素，和普通白片在生产工艺上有所不同，主要在于生产过程。好的生产工艺是在生产出成型镜片之前，就将色素加入镜片材质中，而不是在生产好成品普通透明白片之后再附加色素上去。我们将色素夹在透明材质中，被透明材质包裹，色素不直接接触眼睛的生产工艺形象地称为“三明治”工艺。这样生产出来的镜片，使用透氧性好的色素颗粒，可以最大限度保证眼部的健康。在健康安全的前提下，选择不同外观的彩片,可让你的眼睛长久有神美丽。

（刘　霞）

— 专家简介 —

刘　霞

刘霞,强生视力健商贸(上海)有限公司专业事务部助理经理,国际隐形眼镜教育者协会(IACLE)会员。曾任无锡工艺职业技术学院讲师,教授角膜接触镜学等课程。擅长隐形眼镜验配。

213. 爱美人士选择彩片需要注意哪些方面

首先,不管是彩片还是普通镜片,在镜片使用周期方面,“越短越健康”是共同遵循的原则,使用周期越短,镜片沉淀物越少,对眼睛越健康。因此,尽量选择更短周期的产品是第一条忠告。

其次,应选择舒适度好的镜片,这样才适合长期戴。舒适度不好的镜片可能是镜片本身的材质或设计等问题,也可能是镜片与眼睛不匹配。

再次,我们很多时间会在户外,因此镜片防紫外线的功能也是必不可少的。户外紫外线强度和光照强度并不一定成正比,阴天的紫外线强度也有可能很高,防紫外线的隐形眼镜可以随时防护紫外线对我们眼睛的无形伤害,给眼睛多一层保护。

在材质选择方面,选择足够透氧的材质,对于彩片来说,还需要保证色素不影响眼部健康,色素颗粒也应足够透氧,使彩片也能让眼睛自由地“呼吸”,保护眼睛的健康。同时,还要和我们眼睛的生物相容性好,色素夹在透明材质当中,不接触眼睛,镜片光滑柔软,我们才能放心配戴。

当然,戴彩片既要满足配戴者生活和工作的视觉需求,又要保证中央透明区域始终大于瞳孔的直径,使周边视野不受阻挡。

（刘　霞）

214. 可不可以戴他人的彩片先试试效果

这是不可以的。隐形眼镜作为第三类医疗器械,是和人体直接接触的产品,需要在专业人士的指导下进行验配和护理。隐形眼镜的验配是一个专业的流程，需要根据每个人眼睛的状况和各种参数，经过详细检查之后验配出最合适的产品，不可以随意试戴。

同时，不管是彩片还是普通镜片，都是很个性化的产品，不可以和别人交替使用。每个人的眼部情况不一样，交替使用隐形眼镜可能会将一个人眼中的分泌物甚至细菌等带入另一个人的眼中，从而造成交叉感染。事实上，同一个人左、右两眼的隐形眼镜，即便度数一致，也不建议交替使用。

很多人选择彩片是为了让眼睛看起来更大、更有神、更漂亮，也希望自己有多样的变化，因此才想去尝试不一样颜色的彩片。其实亚洲人还是最认可含蓄的美，和自己的虹膜颜色、发色最接近的黑、棕或灰色，是最受欢迎和认可的颜色。

（刘　霞）

215. 彩片可以长期戴吗

很多消费者认为彩片对眼睛一定是有伤害的，因此会有如题的疑虑。首先，我们来了解一下影响隐形眼镜长期戴的主要因素有哪些。

(1) 验配是否专业。专业的验配通过了解消费者的配戴原因、使用环境等，了解消费者眼部的健康状况，测量眼睛的参数，以便更好地选择适合个人眼睛状况的产品。

(2) 产品的选择是否合适。不管是彩片还是普通白片，我们都要本着对眼睛负责的态度挑选最合适的产品，因此我们应该始终将健康放在第一位。应选择透氧性好、更换周期短、色素不直接接触眼表、光学区大于瞳孔直径、防紫外线和舒适度好的彩片。

(3) 配戴是否依从性好。正确配戴和护理彩片是眼睛保持长久健康的要点。很多人在长时间戴镜后容易忽视一些细节，因此一定要严格按照护理步骤进行日常护理，并遵循使用时间。为了保持眼睛的长期健康，建议定期到专业机构进行眼部检查。

（王华崇）

216. 彩片戴了一段时间后掉色是怎么回事

彩片在使用或者护理过程中操作不当，会使镜片表面破损，可能造成镜片掉色。镜片在保存期间，长时间受到强光的照射也有可能导致镜片褪色。一些厂商在制作彩片的过程中，直接把花色印在镜片的表面，很容易造成彩片掉色的现象出现。用含双氧水成分的护理液护理，也会造成彩片掉色。戴着彩片滴用眼药水，也有可能导致彩片变色。

此外，有些人担心彩片表面破损，里面的染料接触眼睛会对眼睛造成伤害。其实不必担心，正规的厂商使用的染料都是符合国家食品药品监督管理局对彩片染料要求的，有的染料具有良好生物相容性，对人体比较安全。

（陈惠君）

217. 如何正确使用隐形眼镜护理液、润眼液和滴眼液

护理液的功能主要是清洁、消毒、冲洗和存储镜片，而润眼液的功能则是缓解因戴隐形眼镜而造成的轻度不适。隐形眼镜护理液和润眼液是不能相互代替的。普通护理液保质期不超过 3 个月，一旦过期必须更换。开封后，因瓶口经常暴露，不再是相对无菌状态，增加了污染概率，时间越长，发生污染的概率越大。

戴镜时不可使用非隐形眼镜专用的滴眼液。因为在使用非隐形眼镜专用滴眼液时，药液的成分会被吸附到隐形眼镜的材料中，不仅会造成镜片染色，堵塞镜片分子空隙，影响镜片透氧性及加快镜片老化或变色，对镜片的材料也会造成损伤。同时，镜片中高浓度的药液也可能会对眼睛造成伤害。

（胡东芳）

218. 护理液使用和保存需注意什么

我们使用的护理液是经过严格灭菌后才能灌装的，而普通的小瓶子没有办法做到这一点。将护理液倒在小瓶子里是不卫生的，会影响护理液的清洁、杀菌功效。为方便起见，可以选用小包装护理液。

保存在镜盒中的护理液绝不可重复使用。浸泡过镜片的护理液属于污染液体，即使再加入新的护理液，仍处于污染状态。每次更换的目的就是保证每次使用的液体处于相对洁净状态。

护理液无论开封或未开封，都不可以存放在冰箱或卫生间中，因为冰箱和卫

生间中的环境比较潮湿，更有利于细菌的繁殖，护理液容易被细菌污染。护理液一般存放在 25 ℃以下的环境中，干燥、通风、避免阳光直射。

（胡东芳）

219. 隐形眼镜与框架眼镜的度数一样吗

很多人都认为，框架眼镜的度数和隐形眼镜的度数完全一样，常按照框架眼镜的度数来验配隐形眼镜。其实，两者之间有明显差别，度数越高，差别越大。框架眼镜和隐形眼镜相比，距角膜前顶点的距离不同，框架眼镜是置于眼睛的前面，与眼睛有一段距离，而隐形眼镜是直接贴在角膜前的泪液层中，与眼睛几乎没有距离。因此，同一个人配戴框架眼镜和隐形眼镜时处方也有差异。

一般来说，隐形眼镜镜片的度数要比框架眼镜低。以验光结果为 450 度的近视为例，隐形眼镜需减 25 度，只需配 425 度即可。需要强调的是，两者之间的差距对 300 度以下的镜片影响不大，可以忽略，高于 300 度需加减度数。隐形眼镜的度数和框架眼镜的度数之间，其实有一个换算公式，即隐形眼镜屈光度＝框架眼镜屈光度÷(1－0.012×框架眼镜屈光度)，1 个屈光度相当于平时所说的 100 度，近视的屈光度是负数，远视的屈光度是正数。根据这个公式，可换算出正确的隐形眼镜度数。

我们也可以进行如下简单换算：①框架眼镜的度数小于 400 度时，隐形眼镜和框架眼镜的度数相同；②框架眼镜的度数为 400～575 度时，隐形眼镜的度数减 25 度；③框架眼镜的度数为 600～775 度时，隐形眼镜的度数减 50 度；④框架眼镜的度数为 800～975 度时，隐形眼镜低 75 度；⑤框架眼镜度数为 1 000～1 175 度时，隐形眼镜的度数减 100 度；⑥框架眼镜的度数为 1 175 度以上时，每增加 100 度，则隐形眼镜的度数在原来基础上减 25 度。对于 50 度以上的散光，也有专门的散光隐形眼镜。

（胡东芳　王华崇　徐　康）

220. 可以戴隐形眼镜睡觉吗

水凝胶材料的隐形眼镜是不能戴镜过夜的，即使是午睡也不提倡，任何超时戴镜和戴镜睡觉都会对配戴者造成影响，包括眼部健康和镜片问题。如眼睛缺氧，抵抗力就会下降，增加眼部感染的风险；镜片表面沉淀物增多，透明度下降，舒适度就会下降等。目前，硅水凝胶镜片(日夜型)的透氧性高，有一些是可以戴镜过夜的，具体可以咨询专业验光师。

（胡东芳　陈惠君）

221. 游泳、洗澡时或激光手术后能否戴隐形眼镜

游泳或洗澡时因为水中的细菌等病原微生物可黏附在镜片上，建议严格按照产品使用注意事项，在进入泳池或其他任何可能接触到刺激性气体和液体的环境下摘下镜片。如果一定需要使用隐形眼镜，则建议使用日抛隐形眼镜外加游泳镜，运动结束后即刻抛弃镜片以免造成感染。

激光手术后因角膜曲率改变，和术前不一样，需要进行戴镜配适评估，建议到专业眼镜店或医院检查后再选择合适的镜片配戴。

（王华崇）

222. 孕妇能否戴隐形眼镜

如果孕妇在怀孕前一直戴隐形眼镜，在严格随访复查后确保眼睛健康的前提下，可以继续戴隐形眼镜。如果其为隐形眼镜的初戴者，则不建议戴隐形眼镜，因为怀孕期间的生理变化会使孕妇的泪液成分与一般人不同，戴隐形眼镜可能会影响镜片的使用寿命或戴镜的舒适度。另外，孕妇的眼屈光系统易变化而导致度数不稳定，如果孕妇坚持要戴隐形眼镜，则戴周期越短的镜片越好。另外，应定期随访复查以确保戴镜期间眼睛的健康和舒适。

（王华崇）

223. 经常操作电脑的人选配隐形眼镜时需注意什么

有研究显示，当人们长时间注视电子屏时，眨眼次数会减少 5 倍，导致泪膜变薄，稳定性下降，最终引起眼睛干涩、视力模糊和视疲劳。

对于经常操作电脑的人而言，选配错误的隐形眼镜可能会加重上述因长期使用电子屏造成的眼部问题，造成戴镜时间缩短，特别是舒适度大大降低，严重

时甚至会影响工作效率和情绪。

因此，平时需要经常操作电脑的人，选配隐形眼镜时需要特别注重隐形眼镜的保湿性能。现在很多隐形眼镜都采用了非常先进的保湿科技，通过在镜片内添加保湿因子，起到锁水保湿、稳定泪膜的作用，从而降低因使用电子屏导致眼睛干涩的发生率，提高舒适度。同时，还要注意经常主动眨眼，尽量避免长期处于干燥环境，身边常备一瓶润眼液等。

（杨京伟）

224. 配戴隐形眼镜为什么要测量基弧

人的角膜弧度有差异，好比人的身材有胖瘦之分。隐形眼镜的基弧是隐形眼镜镜片内表面光学中心区的曲率半径，取决于人眼球角膜的弧度大小。合适的基弧是为了保证镜片有很好的中心定位，并且有较好的镜片移动度。基弧的单位为毫米，与隐形眼镜的配适松紧有关，基弧越大，镜片的内表面越平坦。如果镜片的基弧远大于角膜的弧度，就可能出现镜片贴不住眼球，容易移位的情况；如果镜片的基弧小于角膜的弧度，则容易让眼睛产生过紧、不舒适的感觉，长时间戴则会出现眼睛不适、充血、发红的表现。

基弧可以在医院或者专业眼镜店使用角膜曲率仪测量。对于大多数的中国人来说，都可以较好地适应 8.4～9.0 毫米基弧的镜片。不良配适的镜片容易引起视力波动、不适、角膜染色、角膜上皮脱落等症状，甚至发生角膜感染。为了确保镜片和眼睛形态的匹配度以及评估镜片的舒适度，建议配戴者在隐形眼镜购买过程中进行试戴。

（徐　康　王华崇）

225. 是先化妆还是先戴隐形眼镜

应先戴隐形眼镜然后再化妆。这样可避免接触过化妆品的手再去接触镜片，导致镜片污染，引发相关问题。另外，在化妆时应尽量使用水性的眼部化妆品，以免油性化妆品沾染镜片难以清洁干净。若戴镜后需使用头发、脸面喷雾用品，应先闭眼再进行喷雾。同样，在卸妆时也应先摘除镜片然后再卸妆。这样的操作可保证化妆品不污染镜片。

（王华崇）

226. 戴隐形眼镜时异物入眼怎么办

角膜有高度敏感性，角膜上皮下有丰富的感觉神经，分布着许多神经丛，因此角膜感觉非常灵敏。俗话说“眼里揉不得沙子”，当尘、沙等异物进入眼内时，会流眼泪、睁不开眼，这时切记不能揉眼睛，以免异物损伤隐形眼镜，进而擦伤角膜和结膜。

异物进入眼后，可以翻开上眼皮，用干净的手帕将异物轻轻擦出来。如果是小异物，眼泪也会将其冲出来。异物取不出来时，不能反复擦取，应该去医院就诊。异物一旦嵌在角膜上不易取出时，要首先点麻药，用消毒的针将其拨出或以棉棒沾出，然后点药或包扎 24 小时，防止感染。

（胡东芳）

227. 散光患者可以配戴隐形眼镜吗

普通的球性隐形眼镜无法完全矫正散光者的视力，尤其是高度散光的人，戴球性隐形眼镜的视觉效果不尽如人意。有些验光师会在给散光患者验配隐形眼镜时忽略柱镜，但事实上，大于 75 度的散光都需要矫正，而不是只用等效球镜来矫正。一种特殊设计的隐形眼镜可矫正这种散光，这种镜片叫做环曲面隐形眼镜，也就是我们通常所说的散光隐形眼镜。它在矫正散光的同时还可以矫正近视或远视。这种镜片其实已经问世很多年，只是很多散光患者并不了解它。如今的散光隐形眼镜已经优化到可以提供非常广泛的度数和轴位来满足不同程度散光人群的需求。

根据最新的研究，框架眼镜配戴者如果戴散光隐形眼镜，能获得和框架眼镜相同的视力和舒适度。散光隐形眼镜矫正散光的关键是镜片的稳定设计，在眼球转动、眨眼或头位变动的情况下，镜片要保持不转动或极小的转动，确保散光轴位稳定，从而带来清晰视力。

配戴散光隐形眼镜是适合散光患者的视力矫正方式，在矫正散光的同时不会产生像差。而且散光隐形眼镜配戴方便、健康，运动起来也丝毫不用担心。

在过去的几年里，隐形眼镜技术飞速发展，有很多新型的材料和技术被应用于软镜中，软镜在很大程度上得到了优化。如今市场上销售的散光软镜都极其柔软，而且很薄，柔韧性又很好，可以很好地贴合眼球表面。更重要的是，保湿科技使镜片能保持水润,在很大程度上提高了舒适度。

(王华崇)

228. OK镜能控制近视和散光吗

OK镜的全称是角膜塑形镜,采用硬性透气性角膜接触镜材料。角膜塑形镜采用一种特殊逆几何形态设计的角膜塑形镜片,其内表面由多个弧段组成。镜片下泪液层分布不均,由此产生的流体力学效应可改变角膜几何形态,在睡觉时戴在角膜前部,逐步使角膜弯曲度变平、眼轴缩短,从而有效地阻止了近视的发展,被誉为"睡觉就能控制和矫治近视的技术"。一般的OK镜验配范围在近视600度、顺规散光200度以内,对于近视小于450度、顺规散光小于150度的青少年更为适合。近年来出现的矫正散光的OK镜,可以使散光的矫正范围扩大。通常青少年戴一夜后,可以在第二天一整天内维持较好的视力。

(朱梦钧 柯碧莲 于 靖)

— 专家简介 —

于 靖

于靖,同济大学附属第十人民医院视觉复明临床医学中心主任医师、博士生导师,上海市医学会视光学专科分会委员,上海市医学会眼科专科分会屈光手术学组委员。擅长准分子激光近视治疗手术和青少年屈光不正的矫正。

229. OK镜安全吗

随着验配人群低龄化、人群扩大,OK镜的安全问题不容忽视。角膜塑形镜采用高透氧材料,保证角膜在夜间也能进行"有氧呼吸"。与软镜相比,其材料还具有光滑、稳定、光学质量优越、不易发生蛋白沉淀、更少引起过敏反应等优点。作为第三类医疗器械,国家食品药品监督管理局对角膜塑形镜有严格的规定,需要合格的医疗机构、合格的验配医师、合格的镜片和合格的患者。因此,验配前筛查与数据测量的精准性显得格外重要。此外,角膜塑形镜的安全使用,很大程度上还与使用者的卫生习惯有关,要按规范完成清洁、消毒程序。同时,配戴者要有良好的依从性,除了配戴后必需的定期随访之外,若在戴镜期间出现眼部不适,应该立即取下镜片并及时就诊。

在医患良好的沟通、理解和配合之下，大量的病例和临床实践证实，角膜塑形镜是安全、可控、有效的。

（朱梦钧　柯碧莲　于　靖）

230. OK 镜控制近视发展的特点是什么

目前，周边屈光状态对近视发展的作用被人们认识，周边屈光状态为远视的人更容易发展为近视。配戴 OK 镜，可以使角膜中央变平，矫正近视，同时也使角膜周边曲率变大，使眼周边屈光状态为近视状态，从而延缓近视的发展。

OK 镜的优点有如下几点。

(1) 科学性：根据角膜屈光机制，针对每位近视患者"量身定制"，专业设计，精密加工，对角膜屈光度的矫治效果显著。

(2) 先进性：采用高科技硬质透氧性材料，高透氧、无毒、生物相容性好，戴镜舒适。

(3) 严谨性：眼科医生对每一位配戴者都要进行详细检查，进行医学验光、角膜地形图、角膜内皮计数等多项检查，并且定期复查。

(4) 方便性：根据不同个体情况可选择每日或隔日夜间戴 8 小时，可轻松提高裸眼视力。满足各种人群的需要，有利于青少年近视控制及无拘无束的户外运动。

(5) 安全性：OK 镜选择了高透氧的材料，能有效避免不良反应。

特别提醒

角膜塑形镜可以矫正近视，但效果是暂时的、可逆的。一旦停戴角膜塑形镜，角膜就会回到以前的形态，近视也会恢复到原来的状态，因此不能根治近视。

（徐　康　于　靖）

231. 配戴 OK 镜需要注意什么

长期戴 OK 镜，由于角膜塑形的作用，角膜中央厚度会略微变薄，旁中央区略微增厚。停戴一段时间后，角膜厚度会恢复到戴镜前水平。

戴 OK 镜可出现视力波动、重影、眩光、规则散光、镜片偏位等，主要与配戴者适应证的选择、验配师的经验等密切相关。同时由于镜片过紧或过松、操作或护理不当，可引起结膜炎、角膜上皮损伤、角膜无菌性浸润、角膜感染等并发症。因此，角膜塑形镜应在专业医院规范验配，听从眼保健专业人员正确的指导，并定期复查眼睛及镜片。

配戴OK镜应注意以下几点：①发热、严重感冒、严重腹泻、过敏等免疫力下降时请暂停使用；②勤剪指甲，勤洗手，以防刮伤或污染镜片；③遵照医生要求定期接受检查；④使用专用护理液清洁消毒镜片，禁用自来水清洗镜片、镜盒及吸棒；⑤若戴镜片时眼睛干燥，可使用无防腐剂的润眼液；⑥若在戴镜时突然出现眼睛红、痛、异物感，可能是有异物(灰尘、睫毛等)进入镜片下，可点润眼液或取下镜片，用护理液清洗后再戴；⑦若眼红、眼痛、畏光等症状在摘下镜片后仍不缓解，请立即停戴并接受眼科医生检查。

（徐 康 于 靖）

232. 成年人是否可以配戴OK镜

成年人也可以配戴OK镜，通过夜间戴镜改善白天的裸眼视力。但不是每个人都适合配戴，应到专业的医院做详细的检查评估。成年人对视力要求比较高(如开车等)，对配戴OK镜引起的视觉质量问题(尤其是夜间)也比较敏感，故成年人配戴OK镜前应慎重选择。

（徐 康）

233. RGP镜和OK镜一样吗

硬性透气性隐形眼镜，简称RGP镜，由质地较硬的疏水材料制成，它凭借较硬的质地，对角膜产生一定的压迫作用，从而改善了角膜曲率和角膜散光，起到矫正近视的作用。因为它可以覆盖角膜边缘，所以还对角膜的不规则散光有良好的矫正作用。其特点是透氧性高、表面抗蛋白沉淀能力强、护理方便、对角膜生理影响小、光学成像质量佳、镜片使用寿命长。

OK镜是一种特殊的RGP镜片，在镜片设计上区别于一般的RGP镜。一般的RGP镜内表面与角膜的表面相平行，通过改变外表面来调节镜片度数，达到矫正视力的目的；而OK镜刚好相反，外表面简单，通过对内表面进行反几何设计，达到对角膜的快速塑形且使塑形效果更持久稳定。OK镜利用镜片的形态定量修正角膜的弧度，使之趋于球面化，入射光在角膜中央及中周部均重新聚焦，或接近聚焦在视网膜上，遏制眼轴进一步加长，帮助提高视力。因此，两者是不一样的，但相同的是都可以矫正屈光不正。

（于 靖）

234. 什么样的人适合配戴 RGP 镜

以下人群适合配戴 RGP 镜：①由于 RGP 镜对角膜不规则散光具有良好的矫正作用，因此常被应用于一些特殊眼疾的视力矫正，如圆锥角膜、角膜移植等。②普通框架眼镜或角膜软镜无法达到良好的矫正效果，如高度散光、中高度近视者。③无其他眼病，如角膜炎、结膜炎、青光眼、干眼症、严重沙眼者。④无造成免疫力低下的全身性疾病，如糖尿病、类风湿关节炎、慢性鼻炎者。⑤从未戴过任何隐形眼镜的屈光不正的少年儿童。

特别提醒

研究表明，RGP 镜矫正屈光不正是安全有效、容易被接受的，并且明显优于框架眼镜。对单眼屈光参差性弱视患者，RGP 镜矫正效果更好。此外，配戴框架眼镜和配戴 RGP 镜的中心屈光度无明显差异，但相对于框架眼镜，RGP 镜更能矫正周边远视性离焦，使周边远视性离焦量大大减少，有助于延缓近视。但对于近视儿童来说，由于儿童角膜发育不完全，不宜于过早配戴 RGP 镜。

（于 靖）

235. OK 镜是不是可以随处买到

OK 镜在 1998 年从美国引入中国，属于一种“医疗技术”。《卫生部关于加强医疗机构验配角膜塑形镜管理的通知》中强调：角膜塑形镜必须在具有《医疗机构执业许可证》的二级及以上的医疗机构进行验配。医疗机构验配人员中的医师应具有中级以上眼科执业医师资格，技师要求具有中级以上技师职称，并需在眼科医生的配合下完成验配工作。因此，配戴 OK 镜属于医疗行为，应该到医院里面完成，而不像框架眼镜一样，可以随处买到。

（于 靖）

www.ingramcontent.com/pod-product-compliance
Ingram Content Group UK Ltd.
Pitfield, Milton Keynes, MK11 3LW, UK
UKHW062314290726
14090UKWH00018B/1061